Martin Baxendale

Es ist ein Mädchen!

Gebrauchsanleitung für Ihr neues Baby®

Operating instructions
Mode d'emploi
Istruzioni d'uso
Instruktatos d'Ouzo
Gebruiksaanwijzing
Beltjeningsvejledning
Instrucciones de uso

Gültig für:
Modell 2003 – ♀
Modell 2004 – ♀
Modell 2005 ff. – ♀
Modell 2005 – ♂ ? ♀

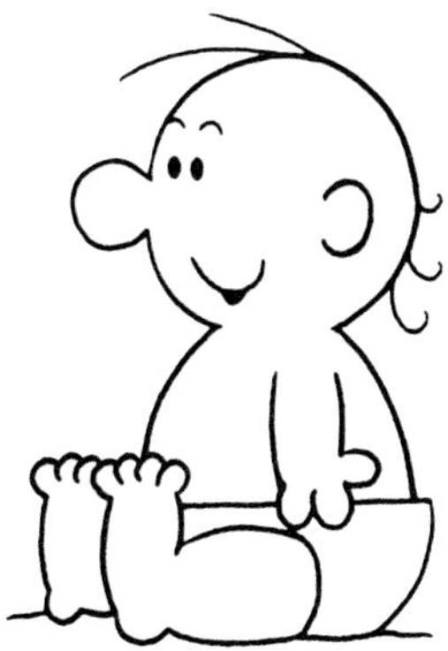

Eichborn

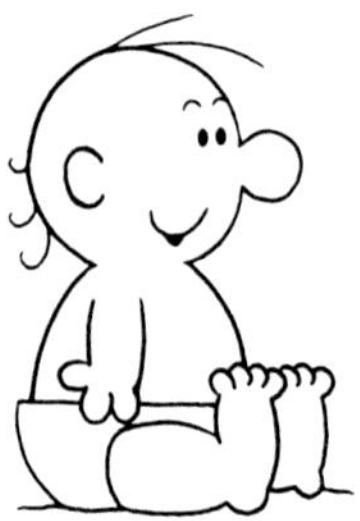

1 2 3 4 06 05 04 03

Lektorat: Oliver Thomas Domzalski
Umschlaggestaltung: Christina Hucke
Satz: Fuldaer Verlagsagentur, Fulda
Druck und Bindung: Eurografica SpA, Italien
ISBN 3-8218-4866-9

Verlagsverzeichnis schickt gern:
Eichborn Verlag, Kaiserstraße 66, D-60329 Frankfurt am Main
www.eichborn.de

Willkommen im entspannten Leben
mit einem MÄDCHEN

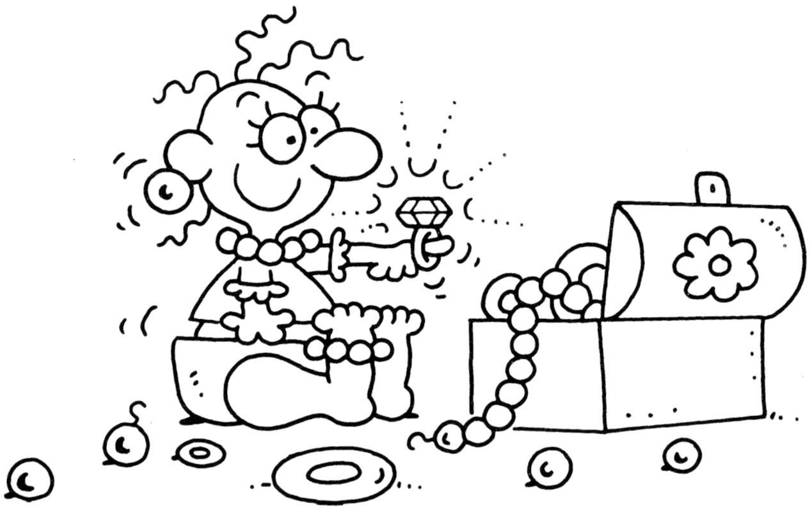

Allgemeine Bemerkungen

Sie haben sich für ein BABY-Modell vom Typ MÄDCHEN entschieden. Herzlichen Glückwunsch! Damit Sie mit Ihrem Modell 2004/2005 in der Ausstattungsvariante ♀ lange Zeit viel Freude haben, sollten Sie diese Bedienungsanleitung aufmerksam durchlesen.

Vorwort

Bei entsprechender Sorgfalt und genauer Beachtung der Pflegehinweise wird Ihnen Ihr MÄDCHEN garantiert viele Jahre lang Freude bringen und Ihnen ungezählte Stunden familiären Wohlbehagens bescheren.*

*** Bitte beachten Sie: Diese »Problemlos-Garantie« ist natürlich das Papier nicht wert, auf dem sie gedruckt ist. Sie tangiert in keiner Weise Ihr Recht zu jammern, zu fluchen, zu verzweifeln, Ringe unter den Augen zu bilden, unnötig streitsüchtig und aggressiv zu werden oder sogar [in Situationen mit extremer Belastung] Ihre Habseligkeiten zu bündeln und sich aus dem Staub zu machen!**

Wenn Sie erst einmal die zahlreichen zeit- und geldsparenden Vorteile Ihres neuen MÄDCHENS schätzen gelernt haben, werden Sie sich fragen, wie Sie früher jemals ohne diese neue Errungenschaft ausgekommen sind.

Nie wieder werden Sie Ihre kostbare Zeit einfach so vor dem Fernseher vergeuden, nie wieder werden Sie die Nächte einfach und schnöde durchschlafen. Sie werden kein Geld mehr für unnötige Garderobe und für langweilige Kneipenbummel verschwenden. Keine Partys mehr mit uninteressanten Leuten, keine Theaterabende mehr, keine überteuerten Konzert-Tickets, keine Saufgelage mehr mit Freunden, keine teuren Restaurants oder Urlaubsreisen.

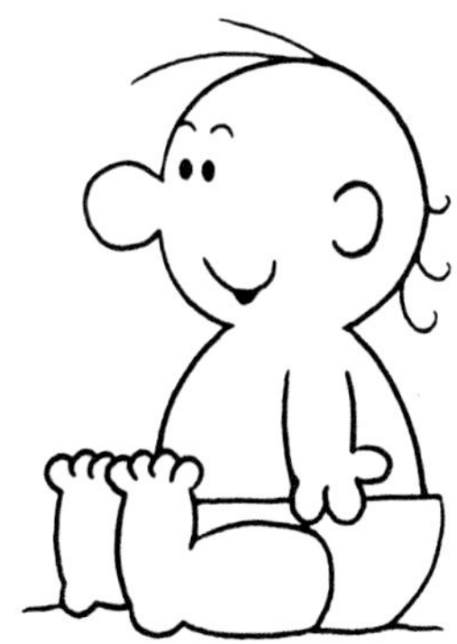

Stattdessen haben Sie jetzt Ihr eigenes Unterhaltungsprogramm daheim:
Ein niedliches Zicklein, das Sie mit seinen Launen und Allüren ab sofort um den Verstand bringen wird. Sie lernen die Welt der Textilwirtschaft von der anderen Seite kennen, nämlich als Zahlmeister für Ihr ewig eitles MÄDCHEN. Und Sie brauchen auch keine teuren Bastelkurse für gelangweilte Angestellte mehr, weil Sie ab sofort lernen müssen, einer Barbiepuppe ein zu eng geschnittenes Abendkleid korrekt überzustreifen.

Lieferbedingungen

Wir bedauern zutiefst jedwede Lieferungsverzögerung Ihres neuen MÄDCHENS, doch für etwaige Mängel jenseits der Herstellerverantwortung kann keinerlei Haftung übernommen werden. Eventuell auftretende Unzulänglichkeiten im Bereich der medizinischen Versorgung, verursacht durch Krankenhausunterversorgung oder Hebammenmangel, unzureichende Anästhesie oder dergleichen sind von der Produkthaftung des Herstellers ausgeschlossen und einzig den Gesundheitsbehörden oder den regierenden Lokalpolitikern anzulasten.

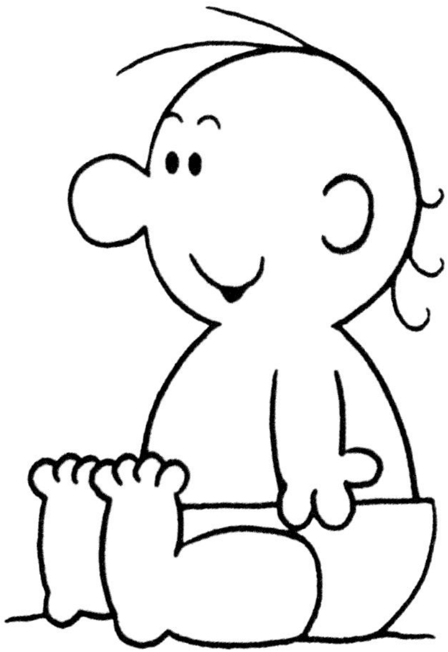

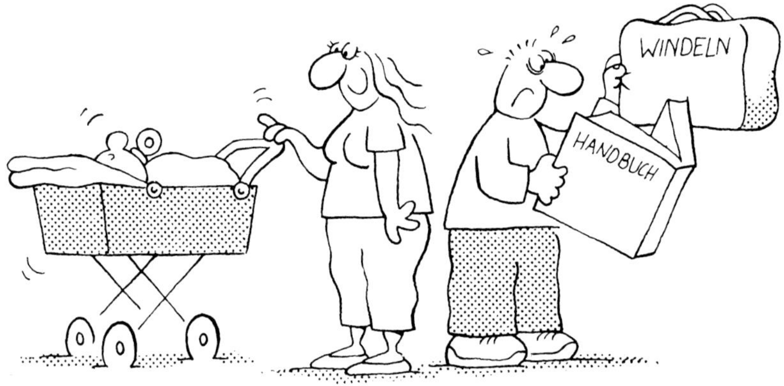

Vor der Inbetriebnahme

Falls dies Ihr erstes BABY-Modell sein sollte – kein Grund zur Panik, bleiben Sie ruhig! Jeder kann die grundlegenden Bedienungsschritte in wenigen Tagen erlernen, und bald werden auch Sie Windeln wechseln und Mitternachts-Fläschchen präparieren, als hätten Sie nie etwas anderes getan. In der Tat wird in ein oder zwei Wochen das Gefühl auftreten, Sie hätten bereits Ihr ganzes Leben damit verbracht. Viel Glück mit dem neuen MÄDCHEN-Modell – und möge Gott Ihnen gnädig sein!

Auspacken und Inbetriebnahme

Zum Auspacken und Inbetriebnehmen Ihres neuen MÄDCHEN wird die Anwesenheit eines erfahrenen Fachmannes (Arzt) oder einer staatlich geprüften Hebamme dringend empfohlen, da beim Entfernen der Verpackung eventuell Komplikationen auftreten können, die rasches Eingreifen erforderlich machen.

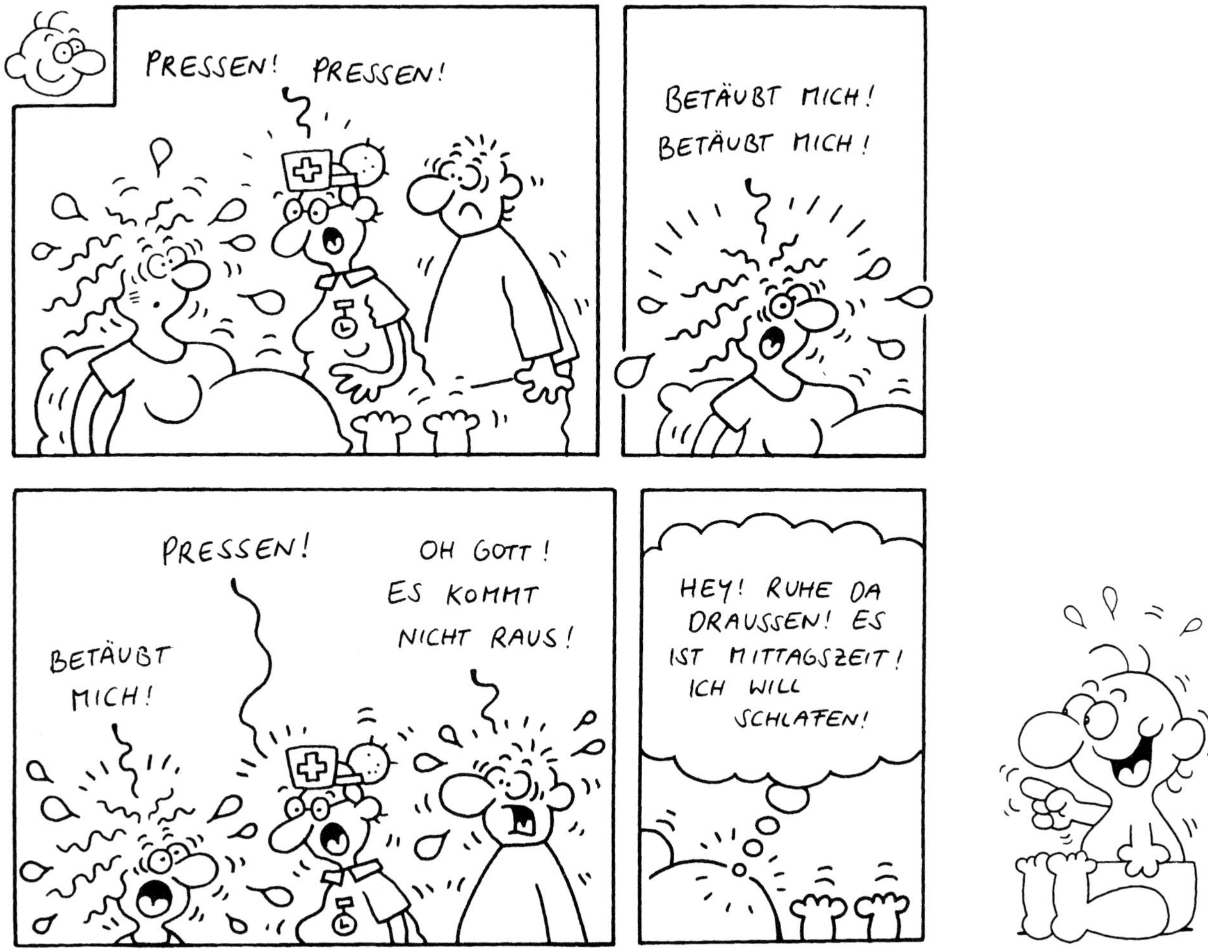
PRESSEN! PRESSEN!
BETÄUBT MICH! BETÄUBT MICH!
BETÄUBT MICH!
PRESSEN!
OH GOTT! ES KOMMT NICHT RAUS!
HEY! RUHE DA DRAUSSEN! ES IST MITTAGSZEIT! ICH WILL SCHLAFEN!

Auspacken und Inbetriebnahme

1. Verpackungsmaterial vorsichtig entfernen (siehe Abb. 1)
2. MÄDCHEN (A) von Hebamme/Arzt (B) abtrennen lassen.
3. Stellen Sie die Energiezufuhr sicher, indem Sie den Energie-Einfüllstutzen (E) mit den Energieausgängen (C oder D) verbinden.
4. Befestigen Sie das Überlaufventil bzw. die Entsorgungseinheit (F) an den Reststoffauslässen (G) und achten Sie auf exakte Justierung, um gegebenenfalls Flüssigkeitsaustritt zu vermeiden.
5. Stellen Sie die Verbindung Ihres neuen MÄDCHENS mit Elternteil (H), ungeduldig wartenden Großeltern (I) und allen übrigen Verwandten (J) her.
6. Stecken Sie sich Lärmschutzkügelchen (Ohropax K) ins Ohr (L) und entfernen Sie sie auf keinen Fall während der nächsten 12 Monate (siehe Abb. 2).
7. Heben Sie alles Geld von der Bank ab und investieren Sie es in Alete, Toys 'R' us, Kinderland, Kindergarten, Haftpflichtversicherung ...
8. Sagen Sie sich los von Ihren bisherigen Freunden, nehmen Sie Abschied von ungestörtem Schlaf, von Urlaubsträumen oder Autokäufen ...

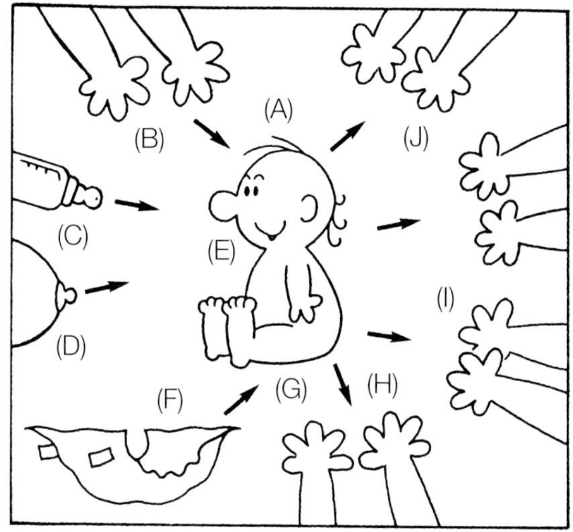

Abb. 1

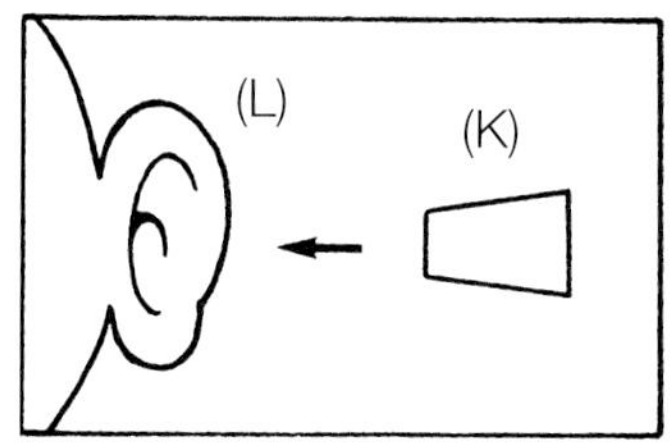

Abb. 2

Hinweise zum Auspacken

Vorsicht! Nach dem Auspacken Original-MÄDCHEN-Verpackung sorgfältig aufbewahren. Keinesfalls ausrangieren, sie erweist sich häufig später noch als nützlich.

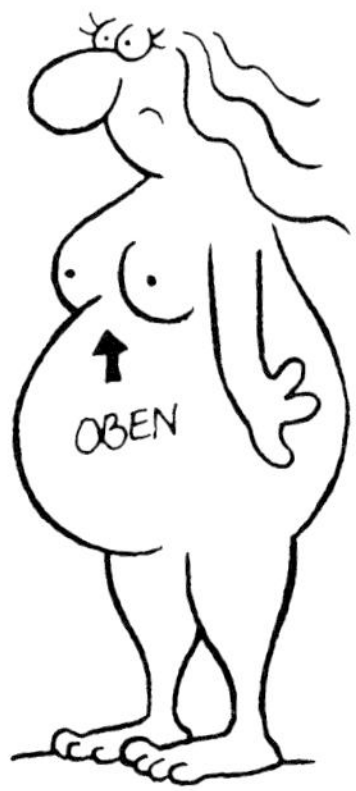

Warnung!

Energiezufuhr und Netzanschluss: Bitte beachten Sie, dass Ihr neues MÄDCHEN nicht mit komplettem Batteriefach oder Netzteil geliefert wird. Vermeiden Sie aber auf jeden Fall den Anschluß an handelsübliche Stromzufuhr beziehungsweise Einweg-Batterien oder wiederaufladbare Akkus. Ihr neues MÄDCHEN ist für diese Energieträger nicht vorgesehen; jedweder unautorisierter Anschluß kann zu lebenslangen Störungen oder Betriebsunfähigkeit führen.

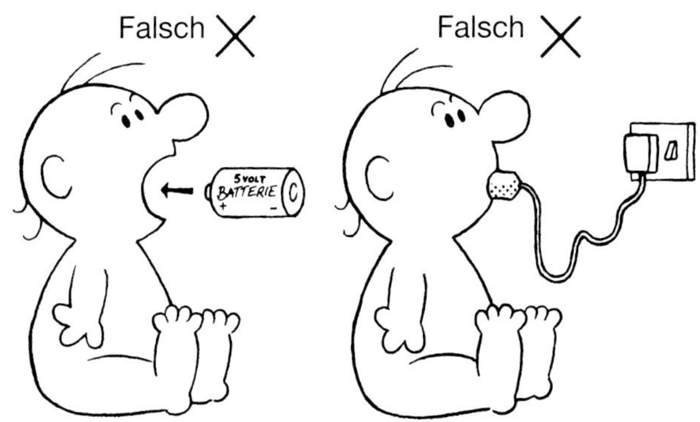

Grundlegende Merkmale

Nehmen Sie sich Zeit, um sich mit den grundlegenden Ausstattungs- und Betriebsmerkmalen Ihres neuen MÄDCHENS vertraut zu machen. Das gründliche Durcharbeiten dieser modellbezogenen Besonderheiten ist die Voraussetzung für die späteren komplizierten Bedienungsschritte und sämtliche Zusatzfunktionen.

Zur Beachtung:

Je nach individueller Modell-Sonderausstattung kann Ihr neues MÄDCHEN mit typischer Mama/Papa-Nase, typischen Mama/Papa-Ohren, typischen Mama/Papa-Augen usw. ausgerüstet sein, jeweils abhängig von den gerade lieferbaren Individual-Bauteilen. Diese Ausstattungs-Besonderheiten beeinträchtigen oder verbessern jedoch auf keinen Fall die grundlegenden Service- und Bedienschritte, da diese Teile voll kompatibel sind und nicht gebrauchsabhängig angebracht sind.

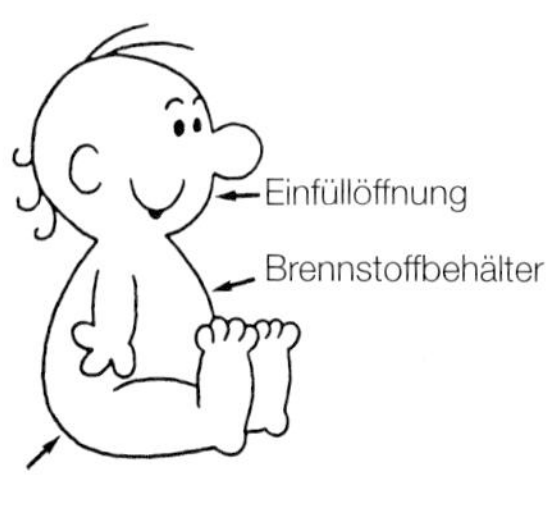

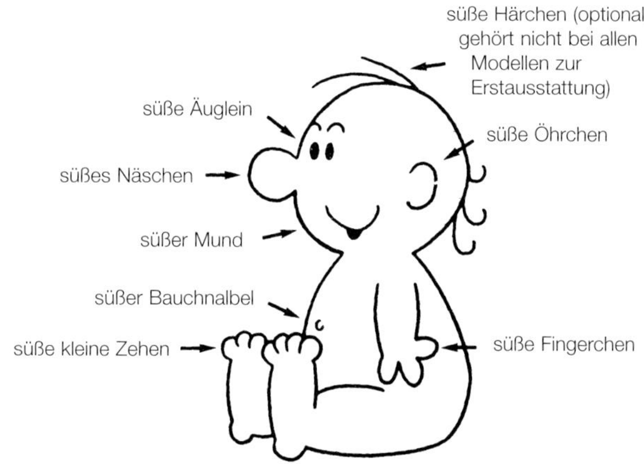

Wenn Sie erst einmal die grundlegenden Merkmale Ihres Modells ausgiebig kennengelernt haben, stehen Ihnen erste Vergnügungsmöglichkeiten offen, die Sie an Ihrem neuen MÄDCHEN ausprobieren können: Schmusen, Küssen, Kitzeln, Füttern, Windelwechseln, nächtelanges Durchwachen, Beobachten, wie das Bankkonto in den Minus-Bereich sinkt.

Achtung:

Obwohl Ihr neues MÄDCHEN mit zahlreichen nützlichen und unterhaltsamen Grundmerkmalen ausgestattet ist, sollten Sie in der Anfangszeit einige Einschränkungen beachten. Vor allem ist Ihr neues MÄDCHEN trotz seiner hochspezialisierten Technologie nicht in der Lage, CDs abzuspielen, Telefonanrufe entgegenzunehmen (weder daheim noch im Auto), Satelliten-TV zu empfangen, das Fax-Gerät oder die Mikrowelle zu bedienen oder Gefrierkost aufzutauen.

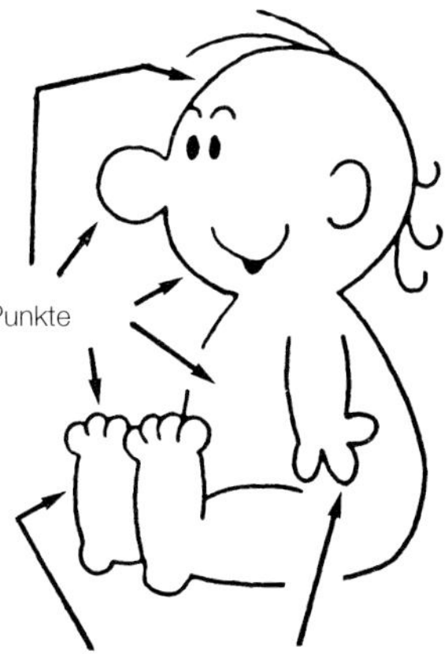

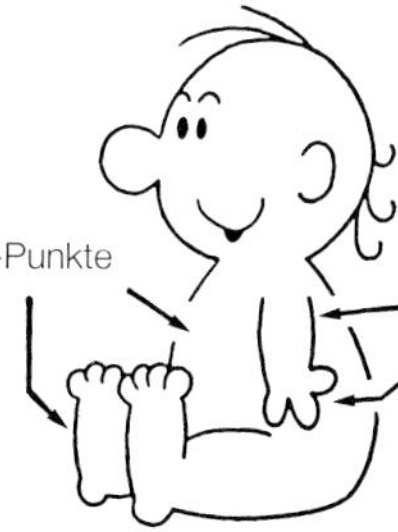

Tragbarkeit:

Ihr neues MÄDCHEN wird in der Grundausstattung als voll portables Modell ausgeliefert. Leider gehören Tragegriffe nicht zum Lieferumfang. Diese sind als optionales Zubehör jedoch erhältlich sowie auch verschiedene Rollenmodelle für erhöhte Beweglichkeit (siehe dazu S. 38).

> **Warnung!**
>
> Versuchen Sie auf gar keinen Fall, die Ohren (Standardausrüstung) als Tragegriffe zu verwenden. Dies ist ausschließlich dem Modell »Karnickel« vorbehalten. Häufiges und wiederholtes Tragen Ihres MÄDCHENS mittels der Ohren kann zu hässlichen Gebrauchsspuren und vorzeitigen Abnutzungserscheinungen dieser Komponenten führen, darüber hinaus ist Strafverfolgung und/oder negative Presse-Berichterstattung sehr wahrscheinlich.

Fortgeschrittene Merkmale

Zusätzlich zu den zahlreichen aufregenden Grundmerkmalen Ihres neuen MÄDCHENS werden Sie bald eine Vielzahl technisch ausgereifter Sonderfunktionen kennenlernen, deren Einbau allein Ihrer Zufriedenheit und Freude dient.

»Windel voll«-Tonsignal

Das Einsetzen dieses Tonsignals weist darauf hin, dass das Überlauf-/Auslassventil funktionstüchtig ist und der Auffangbehälter voll ist. Bitte durch neuen Auffangbehälter ersetzen, um Tonsignal vorübergehend abzustellen.

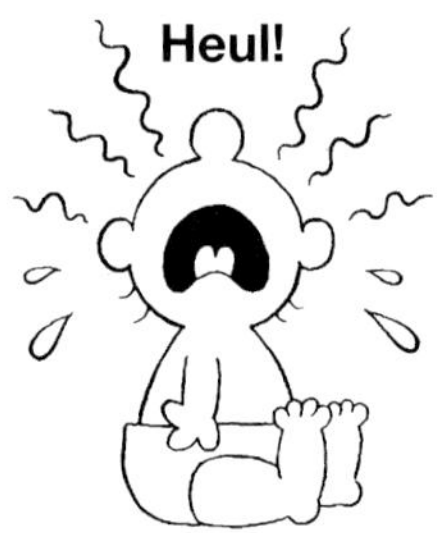

Automatisches »Windel-voll«-Tonsignal

Warnung!

Bei fortgesetztem Betrieb mit vollgelaufenem Auffangbehälter erlischt das Tonsignal nicht; geräuschintensive Betriebsfortdauer beeinträchtigt die Lebensqualität.

Luft-Auffrischer-Funktion

Ihr neues MÄDCHEN ist mit einem vollautomatischen Langzeit-Luft-Auffrischer ausgestattet. Stellen Sie Ihr neues MÄDCHEN einfach in ein Haus oder eine Wohnung, und störende Gerüche von müffelnden Socken, kaltem Zigarettenrauch, schmutzigen Aschenbechern und Haustieren werden sofort überdeckt und verdrängt von lieblichen Elternschafts-Düften von feuchten Windeln, verschütteter Milch, Baby-Puder usw.

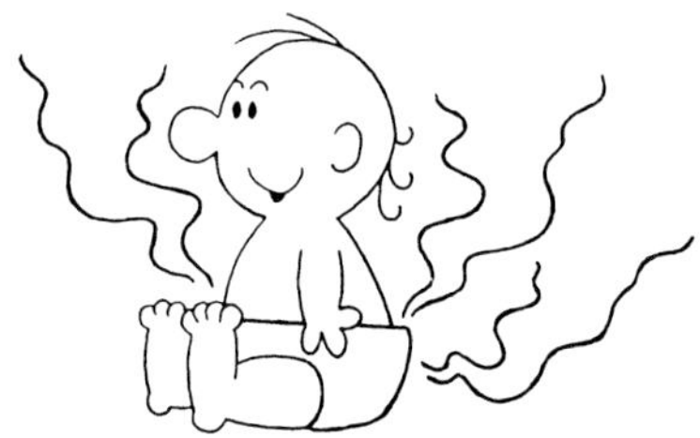

Automatische Luft-Auffrischer-Funktion

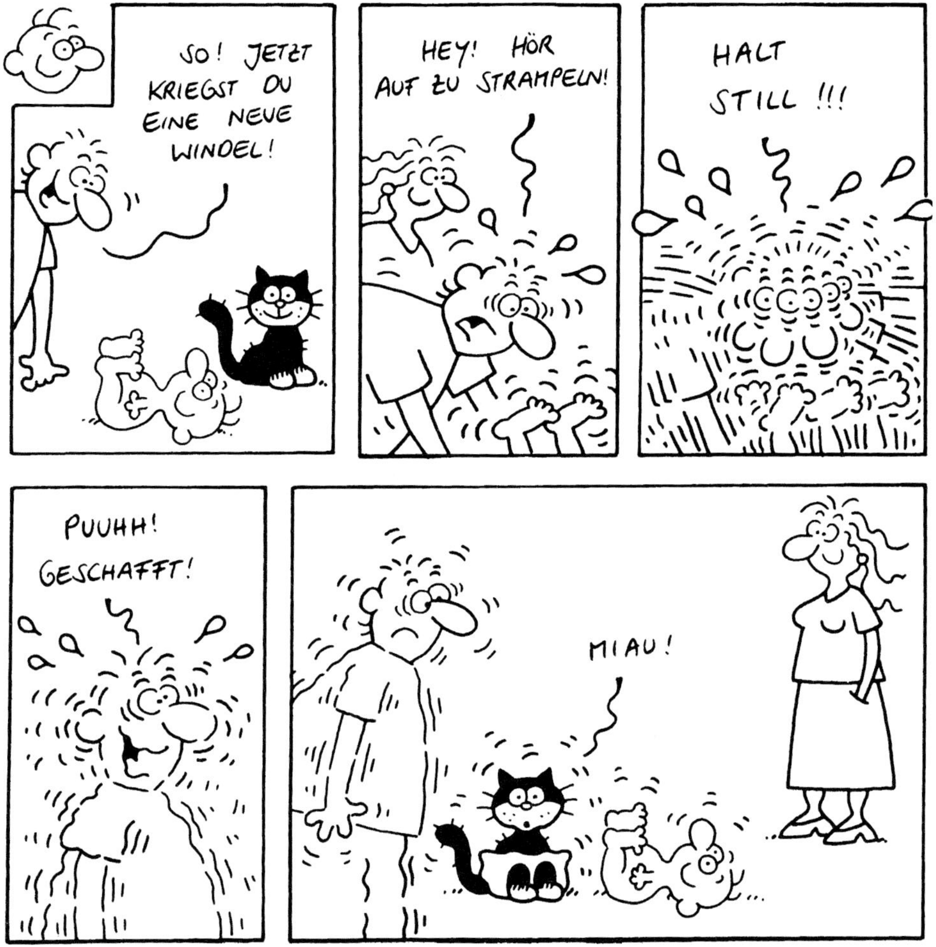
SO! JETZT KRIEGST DU EINE NEUE WINDEL!
HEY! HÖR AUF ZU STRAMPELN!
HALT STILL !!!
PUUHH! GESCHAFFT!
MIAU!

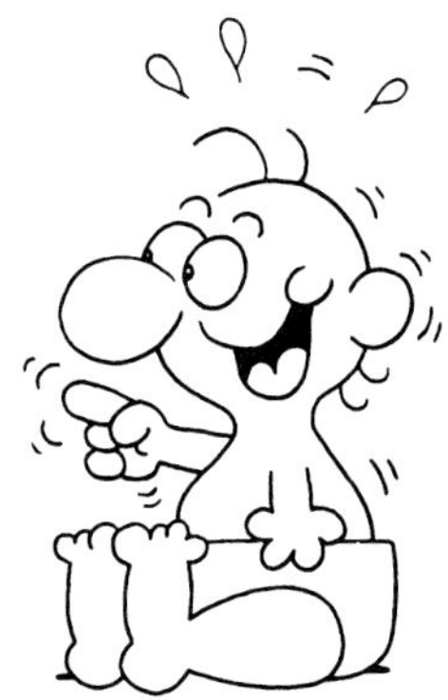

Frühmorgens-/Mitternachts-Alarm-Funktion

Dies ist eine weitere, serienmäßig eingebaute Zusatzfunktion Ihres neuen MÄDCHENS.
Bitte beachten Sie: Der Alarm kann nicht umgestellt oder abgeschaltet werden.

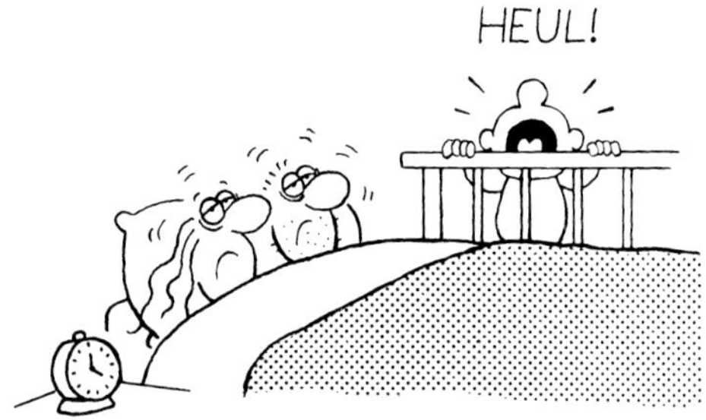

Schlummer-Knopf

Standard-Wecker-Ausrüstung, die eine kurze Verzögerung des erneuten Alarmsignals bewirkt, um noch ein paar Minuten zu schlummern. Leider nicht lieferbar als Standard-Zubehör bei Ihrem neuen MÄDCHEN.

Audio-System

Wir bedauern, dass Ihr neues MÄDCHEN nicht als Kassettenrecorder, Plattenspieler, CD-Spieler eingesetzt werden kann. Auch die Benutzung als Radio-Empfänger ist weder in Stereo noch in Mono möglich.
Als optionales Zubehör stehen jedoch zahlreiche Spieluhren mit optimiertem Kordelzug in verschiedenen Ausstattungsvarianten (Teddybär, Entchen, mehrfarbig, mit Stoffüberzug oder als Hartplastik-3D-Modell) zur Verfügung, die das ununterbrochene Abspielen folgender Lieder jederzeit ermöglichen: »Schlaf, Kindlein, schlaf!«, »Guten Abend, gute Nacht!«, »Alle meine Entchen«, »Der Mond ist aufgegangen ...« usw.

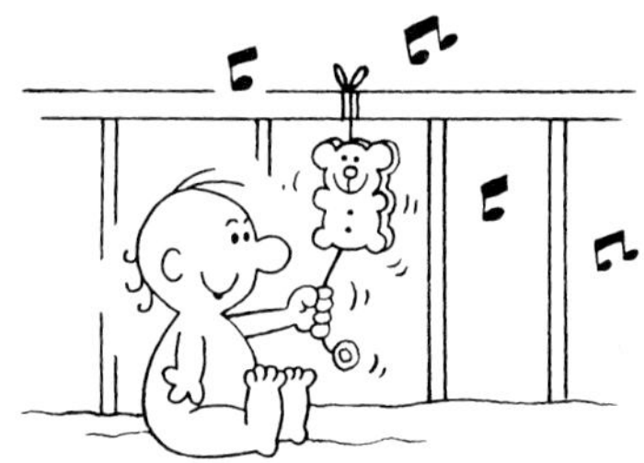

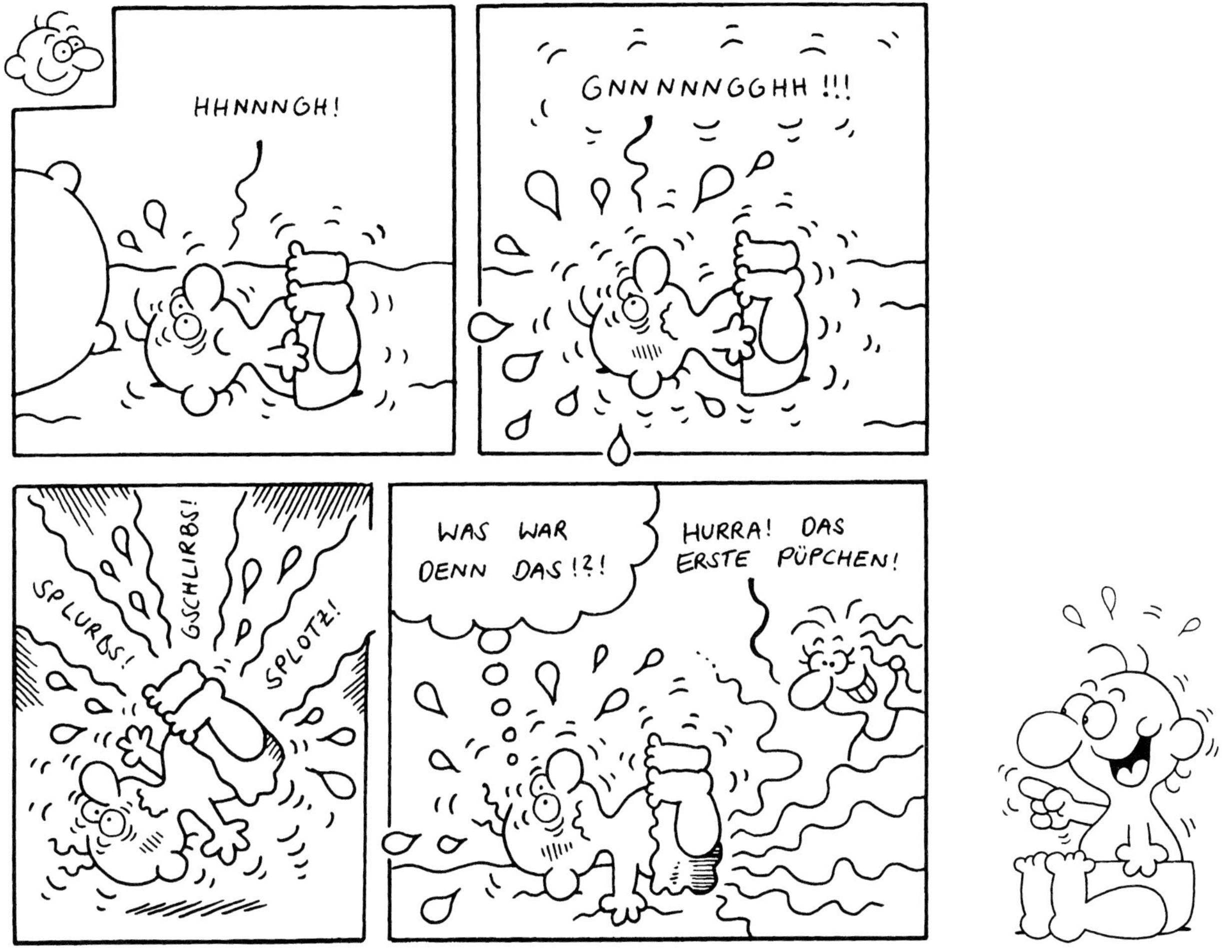
HHNNNGH!
GNNNNNGGHH!!!
SPLURBS!
GSCHLIRBS!
SPLOTZ!
WAS WAR DENN DAS!?!
HURRA! DAS ERSTE PÜPCHEN!

Spaß-im-Auto-Modus

Ihr neues MÄDCHEN kann mühelos von der Heimbasis oder jeder anderen portablen Versorgungsstation an ein »Spaß-im-Auto-System« angeschlossen werden. Befestigen Sie einfach einen der handelsüblichen BABY-Sicherheitssitze auf den Rücksitzen Ihres Fahrzeugs, plazieren Sie Ihr MÄDCHEN in den VDO-geprüften Sitz, lehnen Sie sich zurück und genießen Sie den Klang-Luxus des Hi-Fi-Kreischens während aller künftigen Fahrten.

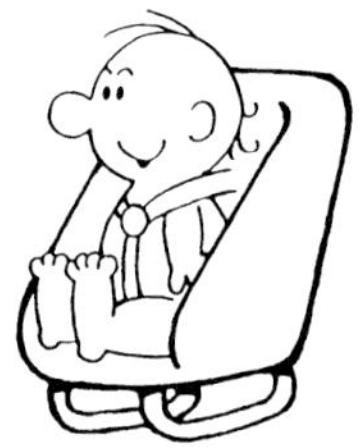

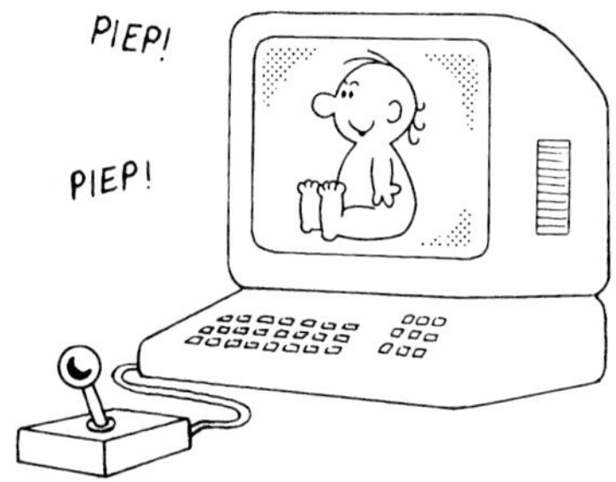

Beliebte Spiele mit dem Mikro-MÄDCHEN

Ihr neues MÄDCHEN ist nicht einfach nur ein nützliches Gerät. Obwohl es grundsätzlich eine teure Geschäftsmaschine ist, kann Ihr neues MÄDCHEN auch viele aufregende und unterhaltsame Spiele spielen und damit der gesamten Familie viele Stunden froher Feierabendentspannung verschaffen.

Im folgenden seien nur einige der zahlreichen Programm-Möglichkeiten genannt, die mit Ihrem neuen MÄDCHEN gespielt werden können (Minimum 5 MB werden benötigt):

Kitzel-Kitzel
Gutschi-gutschi-gutschi
Boing-boing
Hoppla-hop
Falleri-fallera

Superschnelle audiovisuelle Spiele für schnelle Reflexe. Wählen Sie den Ein-Spieler-Modus oder veranstalten Sie einen Wettbewerb mit Ihrem Partner für die höchste Grins- und Kicherpunktzahl.

Zur Beachtung:

Leider sind diese Spiele derzeit noch nicht auf Floppy Disc, Kassette oder ROM erhältlich; Programmierung nur von Hand möglich.

Installationshinweise für Ihren neues MÄDCHEN

Obwohl Ihr neues MÄDCHEN prinzipiell als portables Modell geliefert wurde, ist eine Dauerinstallation zur Erleichterung des Normalbetriebs durchaus zulässig. Bedenken Sie aber, bevor Sie sich für die permanente Fixierung entscheiden, dass die Vorteile der Festinstallation durch Nachteile wie verminderte Flexibilität und Mobilität wettgemacht werden. Beachten Sie bitte auch den unten stehenden Warnhinweis.

Warnung!

Wir raten dringend, vor einer permanenten Fixierung Ihres neuen MÄDCHENS professionellen Rat einzuholen, vorzugsweise der folgenden Spezialisten: qualifizierter Installateur, Arzt oder Hebamme, Sozialarbeiter, Oberkriminalrat, Stadtparlament, Oberlandesgericht, die zuständigen Ersatzkassen und die Bundesgesundheitsbehörden.

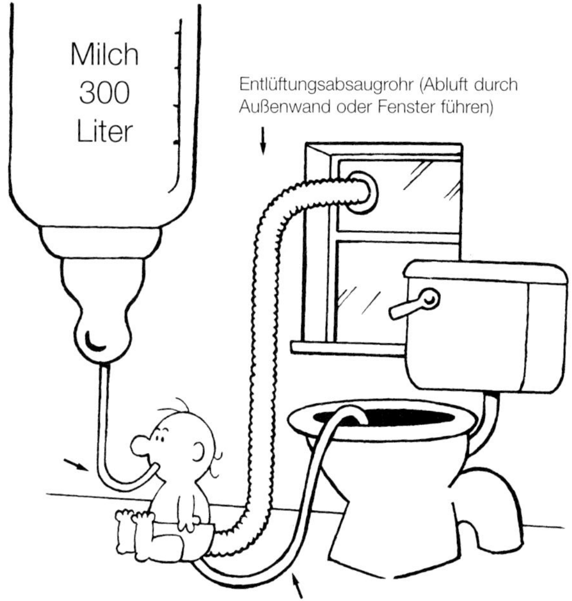

Programmauswahl

Ihr neues MÄDCHEN hat grundsätzlich zwei Basis-Programme: Schlafen und Wachsein. Bitte achten Sie stets sorgfältig darauf, die richtige Programmauswahl zu treffen, um den jeweiligen Erfordernissen für den Normalbetrieb Ihres MÄDCHENS gerecht zu werden. (Siehe auch folgende Seite »Wahl der verschiedenen Betriebsarten«.)

Programm	Programmauswahl
»Schlafen« Sehr beliebtes Programm, um mal die Füße hochzulegen, fernzusehen, den Babysitter ins Haus zu holen und dann auszugehen, mal früh ins Bett zu gehen usw.	Um das Programm »Schlafen« auszuwählen, müssen zunächst folgende Bedienungsschritte ausgeführt werden: Baden Sie Ihren neues MÄDCHEN, wickeln Sie es warm ein, füttern Sie es, knuddeln Sie es, wiegen Sie es in Ihren Armen, legen Sie es ins Bettchen, singen Sie ein Schlaflied; nehmen Sie es dann wieder raus, wechseln Sie noch einmal die Windel, lassen Sie es ein Bäuerchen machen, knuddeln Sie es, legen Sie es dann wieder ins Bettchen; wechseln Sie sich dabei mit Ihrem Partner ab, singen Sie ein weiteres Schlaflied, nehmen Sie es wieder aus dem Bettchen, wechseln Sie nochmals die Windel, legen Sie es wieder rein, seufzen Sie mehrfach erleichtert, schleichen Sie sich aus dem Zimmer, kreuzen Sie die Finger, klopfen Sie (leise!) auf Holz ...
»Wach« Ein weniger beliebtes Programm, doch für den alltäglichen Normalbetrieb unentbehrlich.	Jede der im folgenden aufgeführten Tätigkeiten leitet für gewöhnlich das »Wach«-Programm ein: Laute Geräusche (etwa die Türklingel, das Telefon, das Schnurren Ihrer Katze, das Fallenlassen einer Nadel, Atemanhalten usw.), gemütliches Platznehmen vor dem Fernseher, erleichtertes Seufzen (nach Durchführung der oben genannten Vorbereitungsschritte für das Programm »Schlafen«), das Einschenken von Getränken, dem Babysitter fröhlich zurufen: »Wir sind nur etwa 'ne Stunde weg!«, ins Bett kriechen, die Augen zumachen, einschlafen ...

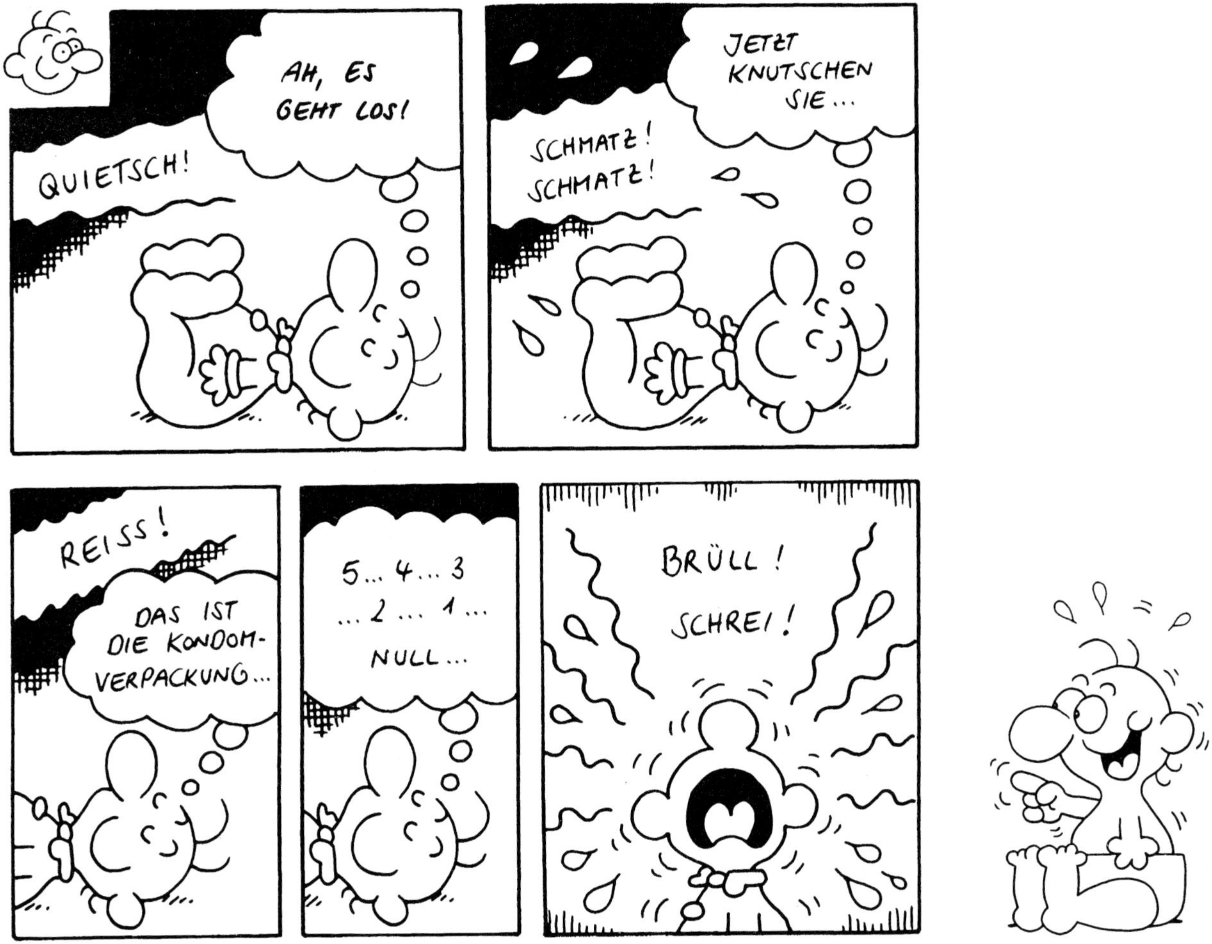
QUIETSCH!
AH, ES GEHT LOS!
JETZT KNUTSCHEN SIE...
SCHMATZ! SCHMATZ!
REISS!
DAS IST DIE KONDOM-VERPACKUNG...
5... 4... 3 ... 2 ... 1 ... NULL...
BRÜLL!
SCHREI!

Wahl der verschiedenen Betriebsarten

Nachdem das »Wach«-Programm eingeschaltet ist (siehe dazu vorherige Seite), offeriert Ihnen Ihr neues MÄDCHEN eine große Bandbreite nützlicher und überaus unterhaltsamer Betriebsmöglichkeiten.

Basis-Möglichkeiten

Sie sollten lernen, die folgenden Basis-Betriebs-Modi in den ersten Wochen zu erkennen und ihnen gewachsen zu sein: Glucker-Modus * Grins-Modus * Kicher-Modus * Brüll-Modus * Grein-Modus * Fütter-Modus * Rülps-Modus * Spuck-Modus * Kack-Modus * Pinkel-Modus * Rotznasen-Modus

Fortgeschrittene Betriebseinstellungen

Diese komplizierteren und fortgeschritteneren Betriebseinstellungen sollten nur von MÄDCHEN-Besitzern angewandt werden, die mindestens mehrere Monate lang Grundkenntnisse in den Basis-Betriebsmöglichkeiten gesammelt haben und über solide Erfahrungen im täglichen Dauerbetrieb des neuen MÄDCHEN verfügen:

Hinsetzen-und-wieder-umfallen-Modus * Krabbel-Modus * Aufstehen-und-wieder-umfallen-Modus * Laufen-und-auf-die-Schnauze-fallen-Modus * Fahrrad-fahren-Modus * Sprach-Modus * Arbeiten-gehen-und-die-nötige-Kohle-heimbringen-Modus

Wichtiger Hinweis!

Kacken und Pinkeln sind vollautomatische Betriebsformen und funktionieren jederzeit, sowohl im »Wach«- als auch im »Schlaf«-Programm.

Empfohlene Betriebspositionen

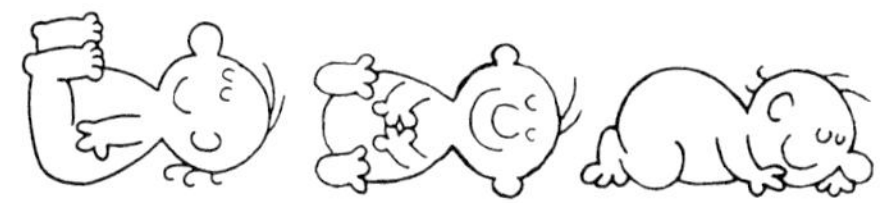

»Schlaf«-Programm

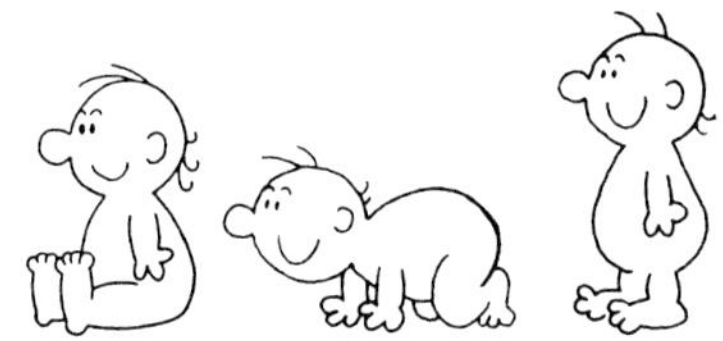

»Wach«-Programm

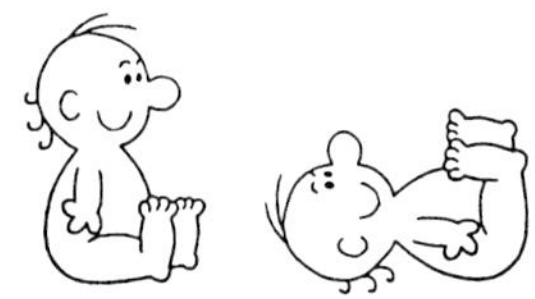

»Inspektion und Reinigung«

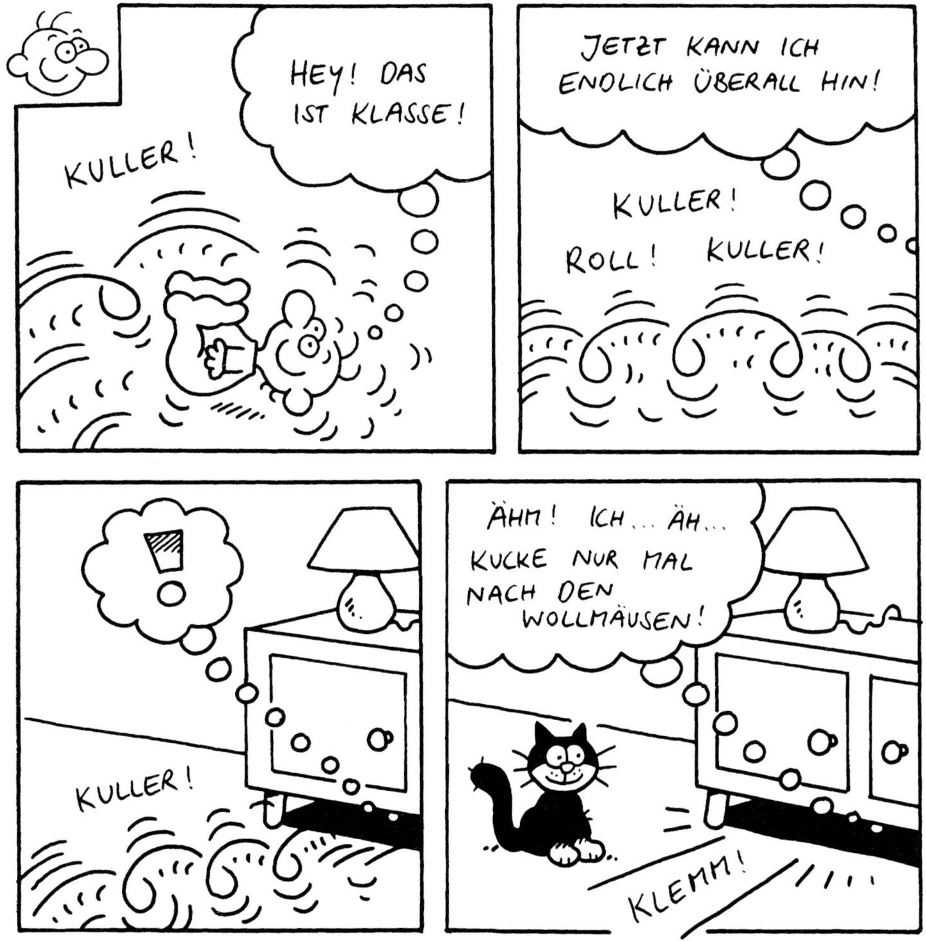
HEY! DAS IST KLASSE!
KULLER!
JETZT KANN ICH ENDLICH ÜBERALL HIN!
KULLER!
ROLL! KULLER!
!
KULLER!
ÄHM! ICH... ÄH... KUCKE NUR MAL NACH DEN WOLLMÄUSEN!
KLEMM!

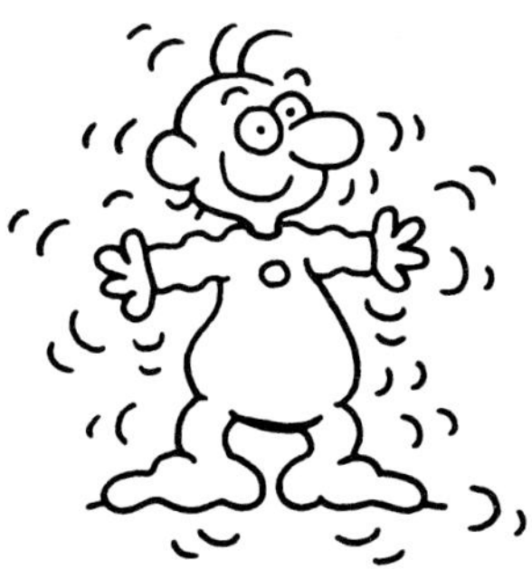

Probleme, die bei Normalbetrieb auftreten können

Undichte Stellen

Infolge verschiedener Konstruktionsmängel kann es bei Ihrem neuen MÄDCHEN vorübergehend zu undichten Stellen und Betriebsstörungen kommen. Da starker Flüssigkeitsaustritt die hochempfindliche Oberfläche Ihres neuen MÄDCHENS beschädigen kann, sollten Sie regelmäßig die Auffangbehälter/Reststoff-Einheiten überprüfen und gegebenenfalls durch frische ersetzen.

> **Warnung!**
>
> Auf gar keinen Fall sollten Sie versuchen, undichte Stellen oder Tropfenbildung durch das Anbringen von Dichtungsringen zu vermeiden.

Lärm bei Normalbetrieb

Lärm ist während des Normalbetriebs im Programmbereich »Wach« vollkommen natürlich. Sollte es jedoch während des Normalbetriebs zu sehr starken Geräuschentwicklungen kommen, wird die Anwendung von handelsüblichem, erprobtem Lärmschutz-Zubehör dringend empfohlen (Typ A oder B gemäß Abbildung). Dieses unkomplizierte Zubehör können Sie jederzeit griffbereit halten und es ohne Spezialwerkzeug oder Expertenhilfe anbringen.

Zahn-Probleme

Wir bedauern, dass Ihr neues MÄDCHEN wahrscheinlich im Lauf der Zeit Zähne bekommen wird. Tut uns ehrlich leid! Lesen Sie dazu »Lärm bei Normalbetrieb«.

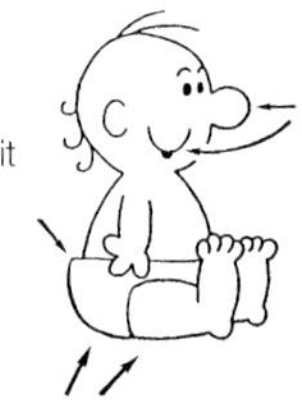

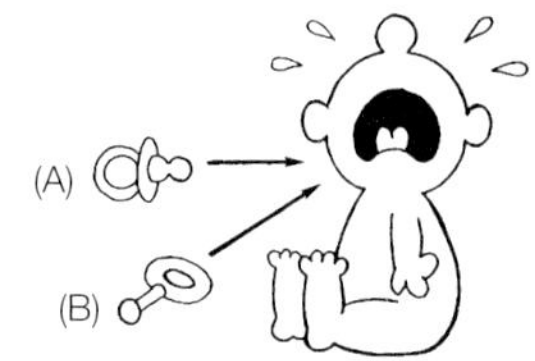

Versorgen Sie Ihren neuen JUNGEN mit Lärmschutz-Zubehör »Schnulli« (Typ A) oder »Sanftes Zahnen) (Typ B).

Lagerung während Betriebspause

Wenn Ihr neues MÄDCHEN nicht in Betrieb ist, empfehlen wir, es in einem trockenen, warmen Raum zu lagern und es mit einer Schutzdecke zu bedecken, um unschöne Ansammlungen von toten Fliegen, Staub usw. zu vermeiden und die optimale Betriebstemperatur zu gewährleisten. Speziell angefertigte Lager (Modell »Wiege« oder »Kinderwagen«) sind gegen einen geringen Aufpreis erhältlich (Siehe: Zusätzliches Zubehör Seite 38).

> **Warnung!**
>
> Trotz seiner kompakten Bauweise ist Ihr neues MÄDCHEN für die Zwischenlagerung unter Küchenzeilen gänzlich ungeeignet.

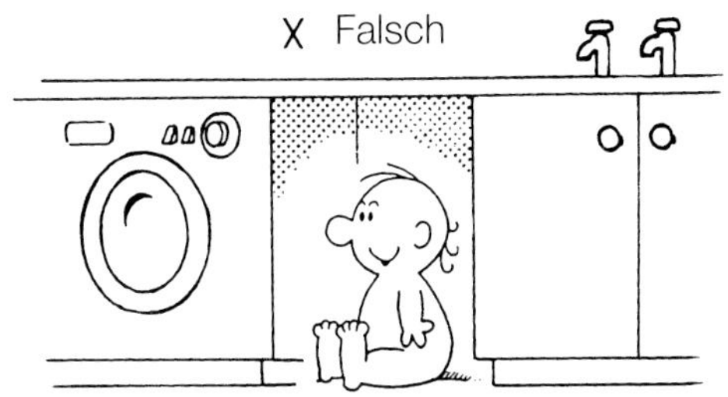

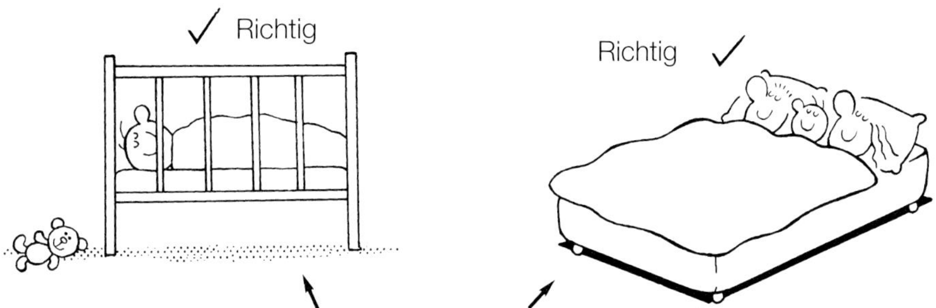

Bitte vergessen Sie keinesfalls den Gebrauch von Schutzdecken für die Über-Nacht-Lagerung!

Störungen

Ihr neues MÄDCHEN ist technisch funkentstört und TÜV-geprüft. Störungen des Radioempfangs oder TV-Programms während des Normalbetriebs sind trotzdem nicht ausgeschlossen. Eine Garantie gegen Störungen Ihres Soziallebens, Ihres Schlafs und Ihrer finanziellen Situation wird nicht übernommen.

Zur Beachtung:

Im Falle einer ernsteren und lang andauernden Störung Ihres Schlafes empfehlen wir Ihnen, Ihr neues MÄDCHEN in größerer Entfernung von Ihrer Schlaf-Zone zu plazieren (siehe Abbildung A). Alternativ dazu ist es ebenso gut möglich, das MÄDCHEN näher an Ihre gewöhnliche Schlaf-Zone heranzuführen (Abbildung B). Dies hat in aller Regel denselben Effekt.

(A)

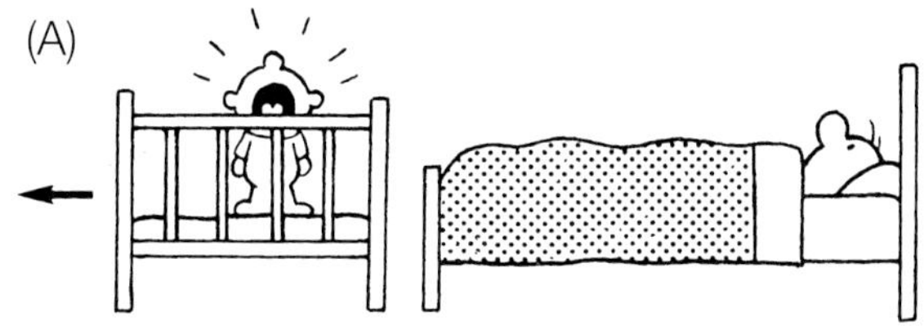

(B)

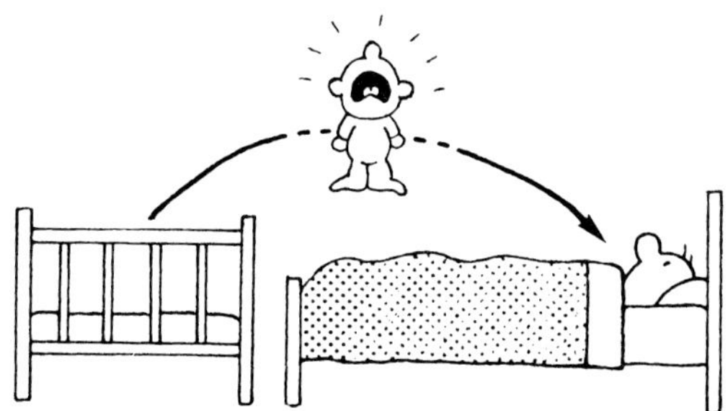

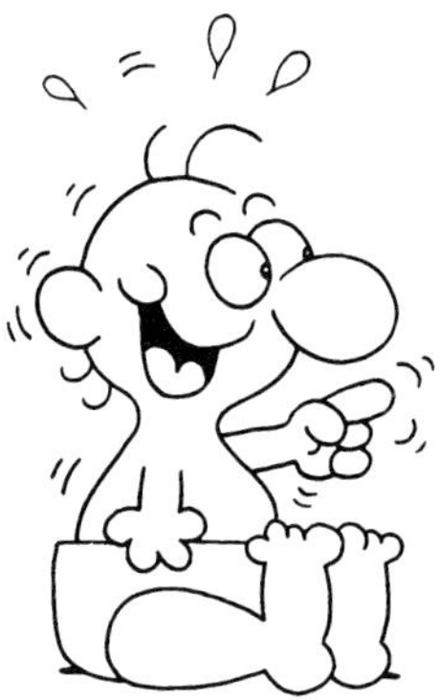

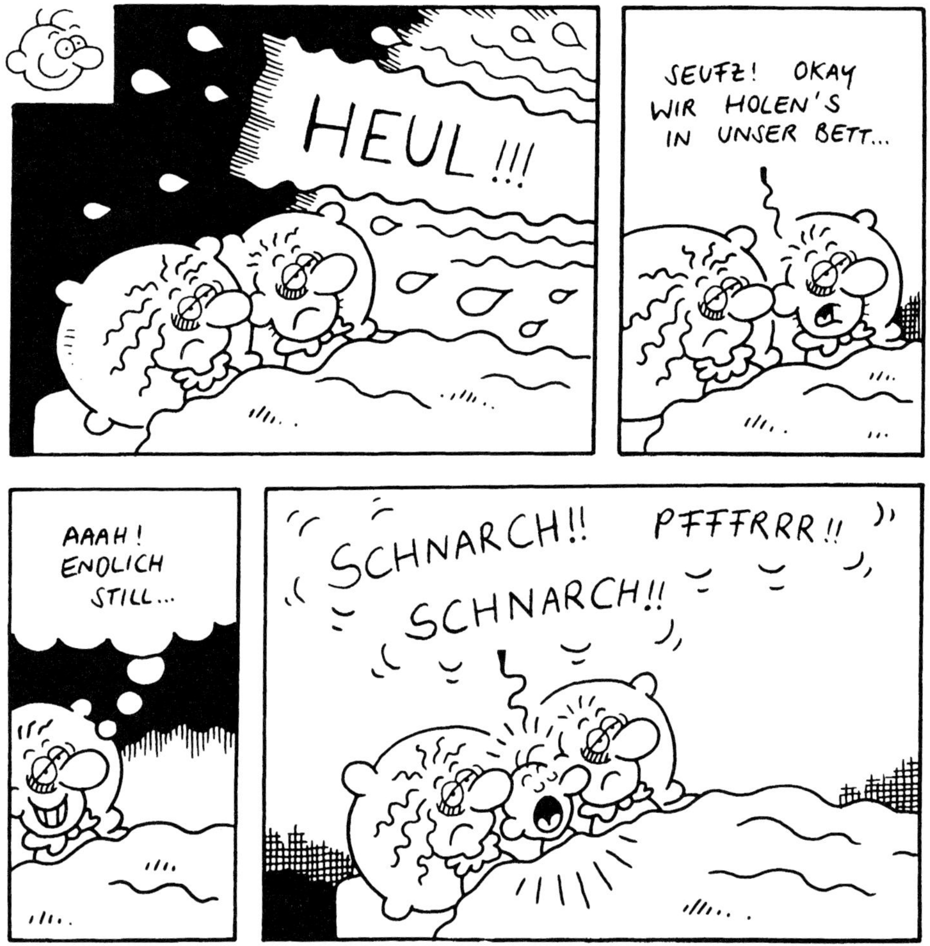
HEUL!!!
SEUFZ! OKAY WIR HOLEN'S IN UNSER BETT...
AAAH! ENDLICH STILL...
SCHNARCH!! PFFFRRR!!
SCHNARCH!!

Sicherheitsvorkehrungen bei Normalbetrieb

Lüftung

Stellen Sie jederzeit sicher, dass Räume, in denen sich das MÄDCHEN bei Normalbetrieb aufhält, gut durchlüftet sind, um die Entstehung unangenehmer und schädlicher Dämpfe zu vermeiden, besonders während des Auswechselns der Reststoffbehälter nach dem vollautomatischen Betriebsmodus »Kacken«. Sollte es dennoch einmal überraschend zu starker Geruchsentwicklung während der Arbeit in unmittelbarer Nähe zu Ihrem neuen MÄDCHEN kommen, empfehlen wir dringend, die betroffene Person schnellstmöglich von der Störungsquelle zu entfernen, gegebenenfalls Atemmasken zu verwenden und nötigenfalls Wiederbelebungsvorgang durch viel Sauerstoff und Cognac einzuleiten. In ernsteren Fällen (wenn etwa ein unerfahrener männlicher MÄDCHEN-Betreuer während des Wechselns von Reststoffbehältern plötzlich von Dämpfen attackiert wird) werden stationäre Behandlung und psychotherapeutische Beratung dringend empfohlen, um etwaigen Traumatisierungen vorzubeugen.

Explosionsgefahr!

Während des Wechselns des Reststoffbehälters nach abgelaufenem Programm-Betriebsmodus »Kacken« besteht akute Explosions- und Brandgefahr infolge der extrem hohen Gaskonzentration. Vermeiden Sie strikt offenes Feuer, und stellen Sie während des Windelwechselns das Rauchen ein. Atmen Sie ausschließlich durch den Mund und öffnen Sie die Fenster. Fordern Sie zuvor Ihre Nachbarn auf, die Fenster geschlossen zu halten. Schalten Sie Rundfunk- und Fernsehgeräte ein und achten Sie auf Durchsagen der Behörden.

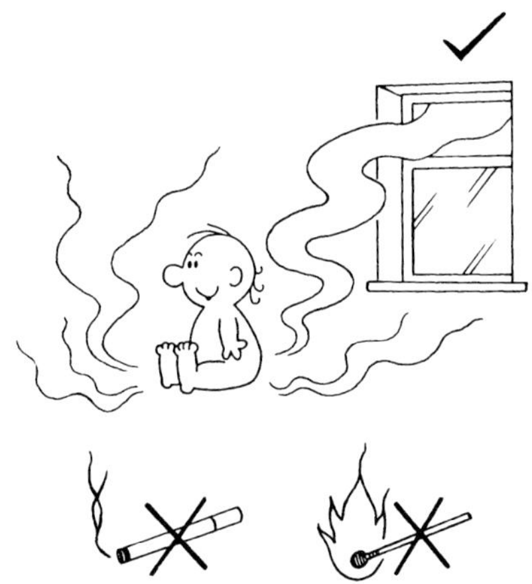

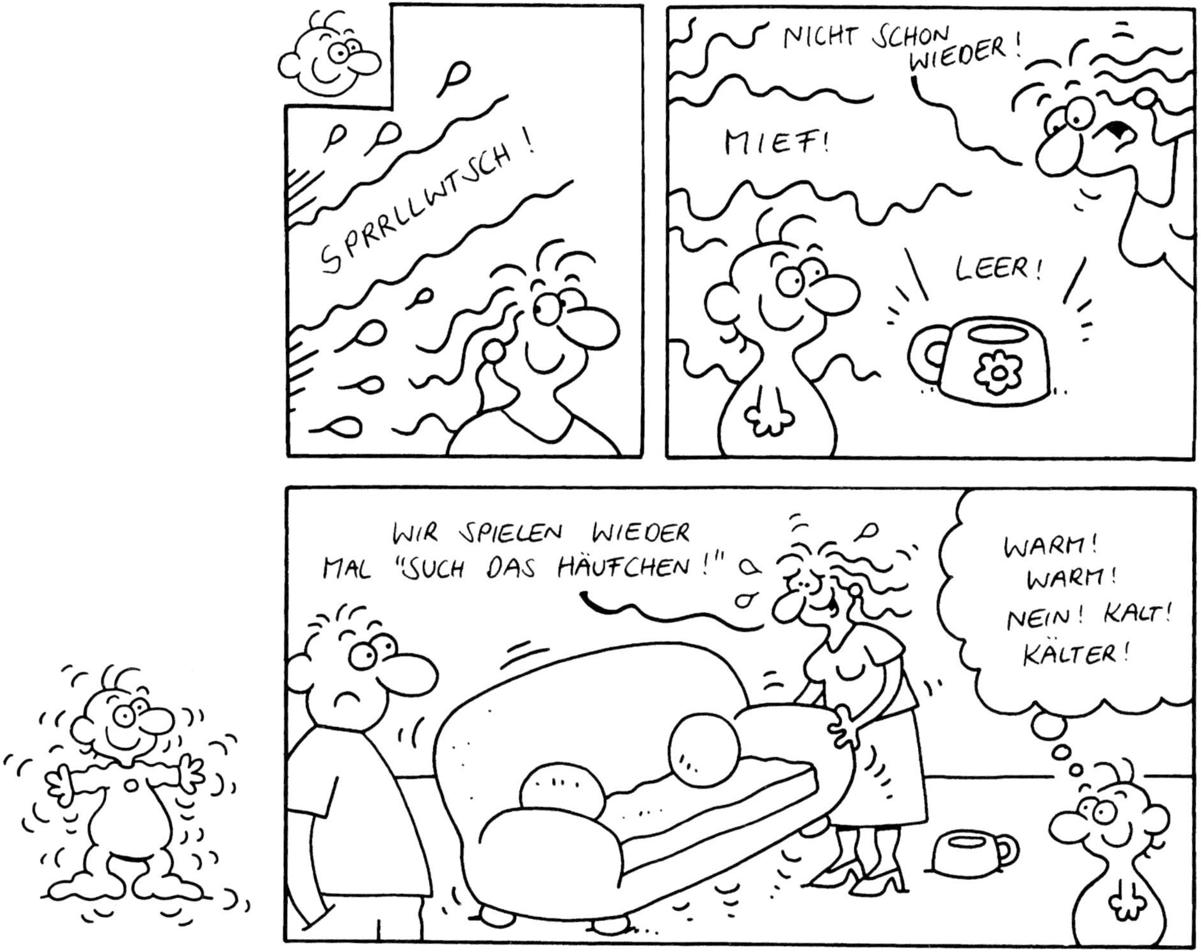

SPRRLLWTSCH!
NICHT SCHON WIEDER!
MIEF!
LEER!
WIR SPIELEN WIEDER MAL "SUCH DAS HÄUFCHEN!"
WARM! WARM! NEIN! KALT! KÄLTER!

Schutzkleidung

Für Ihre persönliche Sicherheit wird dringend die Verwendung entsprechender Schutzkleidung empfohlen, wie sie sich etwa bei Industrieunfällen bewährt hat: Abwaschbare Overalls, Gesichtsmasken, Sauerstofftanks usw. sind bei gefährlichen und schmutzigen Betriebsvorgängen wie dem Windelwechseln oder dem Füttern, dem Aufstoßen oder in allen Fällen des Flüssigkeitsaustritts unbedingt zu tragen. Vermeiden Sie aber vor allem das Tragen teurer, neuer, schwer zu reinigender Kleidung. Verwenden Sie Lärmschutz-Ohrstöpsel zumindest während der ersten 12 Monate der Betriebsdauer Ihres neuen MÄDCHENS; Ohrstöpsel werden gemäß einer in Vorbereitung befindlichen EU-Norm (»Gesundheit und Sicherheit bei BABY-Eignern«) bald obligatorisch.

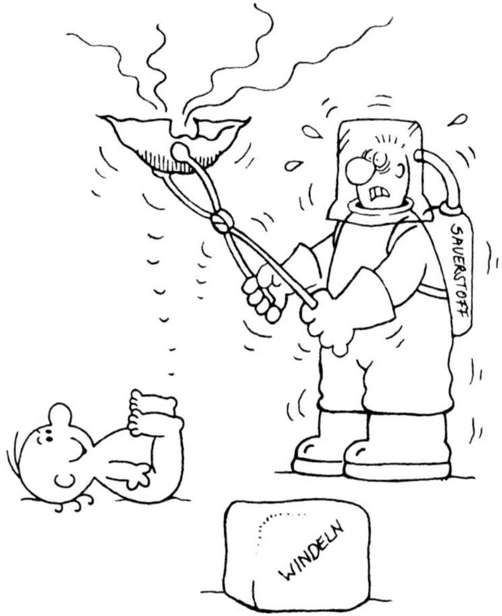

Zur Beachtung:

Um sich zusätzliche Gemütsruhe zu verschaffen, ist das Abdecken sämtlicher Teppiche, Polstermöbel, Autositze usw. dringend empfohlen. Verwenden Sie dazu abwaschbaren Spritzschutz (aus reißfestem Polyethuran, Wachstuch oder strahlenabweisenden Spezialtextilien, wie sie in der Nuklear-Industrie gebräuchlich sind). Als preiswerte Alternative bietet sich auch die Lagerung Ihrer Möbel, Teppiche, Wertgegenstände außer Haus an, bis Ihr MÄDCHEN mindestens 21 Jahre alt ist. Oder aber Sie kaufen eine Lötlampe und einen Hochdruckreiniger, um hartnäckige Flecken und eingetrokknete Speisereste zu beseitigen.

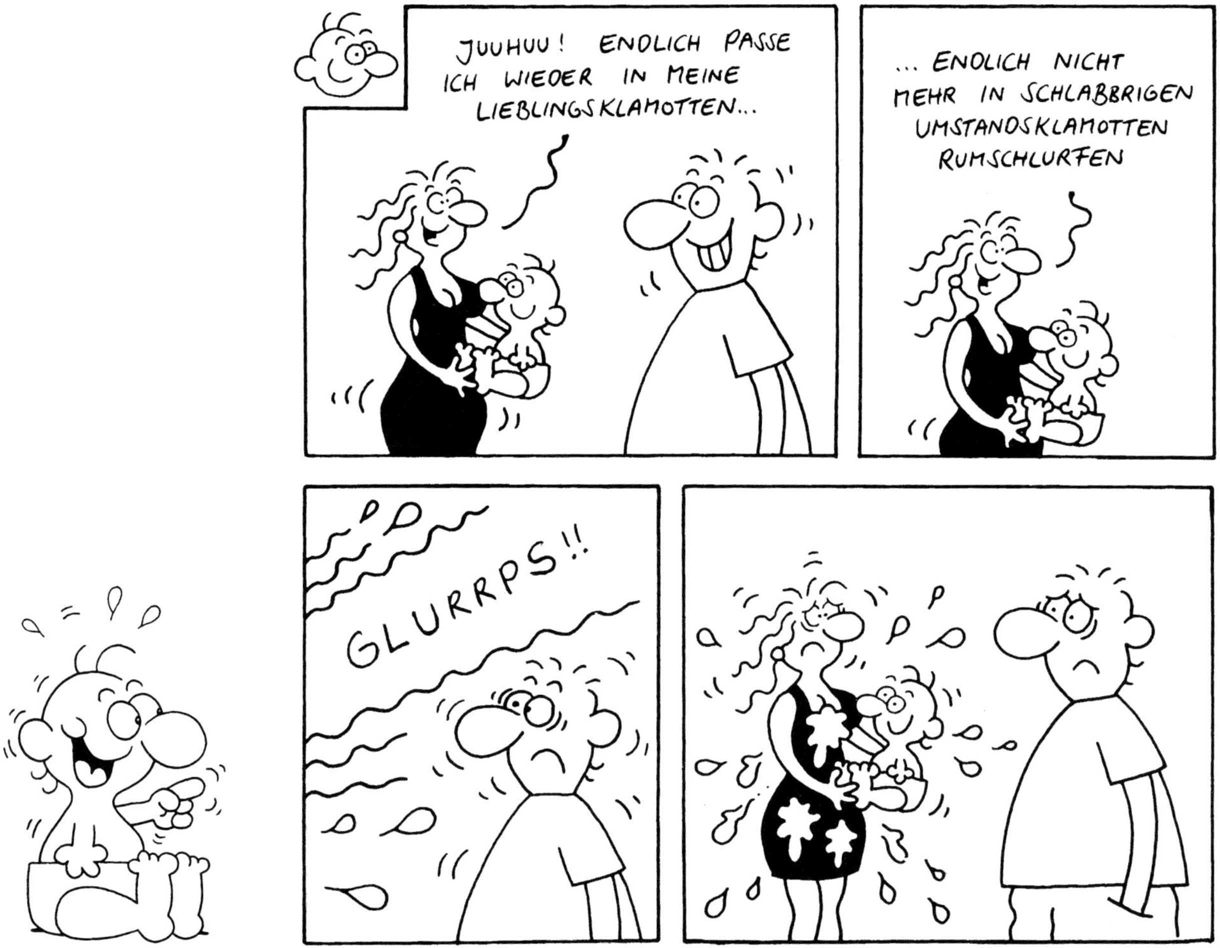
JUUHUU! ENDLICH PASSE ICH WIEDER IN MEINE LIEBLINGSKLAMOTTEN...
... ENDLICH NICHT MEHR IN SCHLABBRIGEN UMSTANDSKLAMOTTEN RUMSCHLURFEN
GLURRPS!!

Betriebsstörungen und Korrektur

Problem	**Mögliche Ursache**	**Abhilfe**
Weinen	Hunger	Füttern Sie Ihr MÄDCHEN
Weinen	Blähungen	Ihr MÄDCHEN sollte ein Bäuerchen machen
Weinen	Feuchtigkeit	Wechseln Sie die Reststoffbehälter
Weinen	Starke Geruchs-entwicklung	Wechseln Sie die Reststoffbehälter
Weinen	Müdigkeit	Wählen Sie den Programmbereich »Schlaf«
Weinen	Zahnen	Lesen Sie nochmals S. 22
Kein Weinen	Möglicherweise Schlaf	Seufzen Sie erleichtert, legen Sie vor dem Fernseher die Füße hoch, gießen Sie sich einen Schlaftrunk ein, kriechen Sie ins Bett.

Routine-Service

Regelmäßige Pflege ist für den störungsfreien Betrieb Ihres neuen MÄDCHENS unabdingbar. Glücklicherweise können die meisten Service-Tätigkeiten an Ihrem neuen MÄDCHEN mühelos im Haus des MÄDCHEN-Eigners durchgeführt werden. Voraussetzung dafür ist eine komplette handelsübliche MÄDCHEN-Service-Grundausstattung (bitte beachten Sie, dass die MÄDCHEN-Service-Grundausstattung nicht zum Lieferumfang Ihres neuen MÄDCHEN gehört; vermeiden Sie unnötiges Suchen in der Originalverpackung).

Empfohlene Grundausstattung:

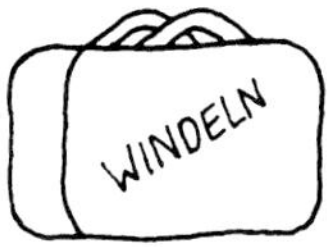

Auffangbehälter/Reststoffeinheiten

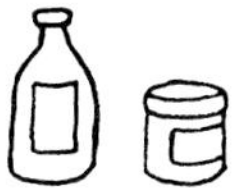
Mehrbereichs-BABY-Öl/Creme

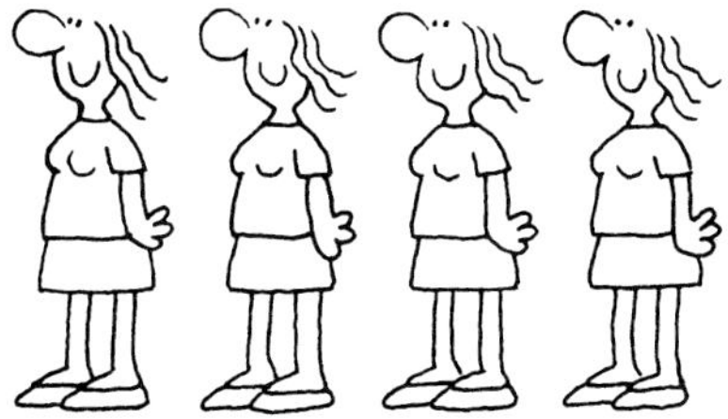
ausreichende Anzahl an Babysittern

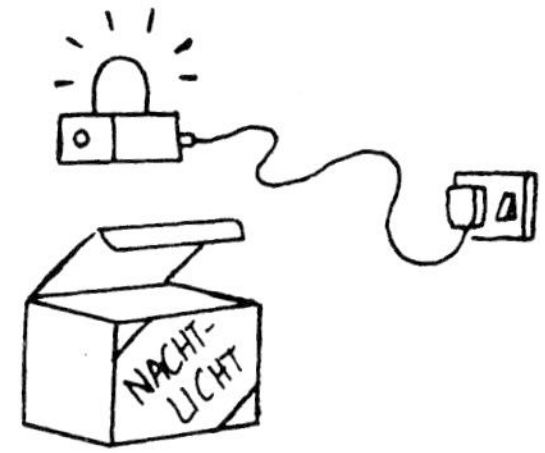

Inspektionslampe

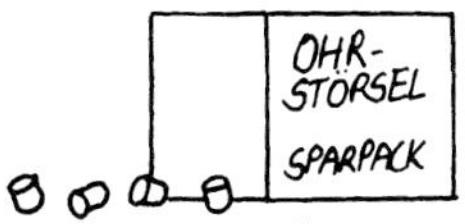

Ohropax (für den MÄDCHEN-Eigner)

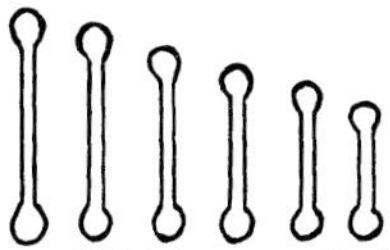
Set mit Reinigungswattestäbchen

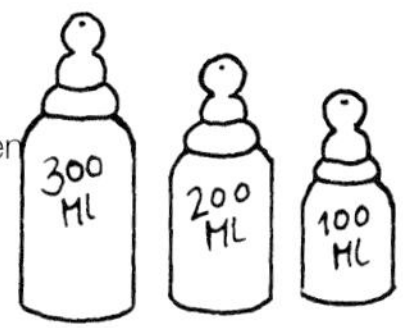

Set mit passenden Füllbehältern

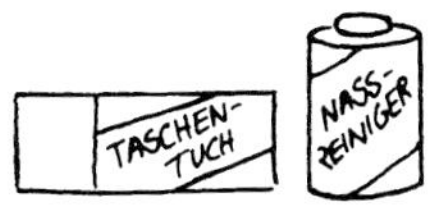

Antistatische Reinigungstücher

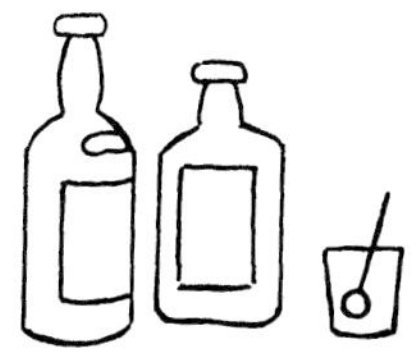
Alk
(Optional: Schmierstoffe für MÄDCHEN-Eigner, um problemlosen Normalberieb des einers zu gewährleisten)

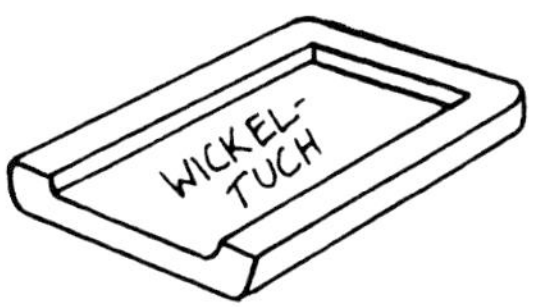

Inspektions- und Servicematte

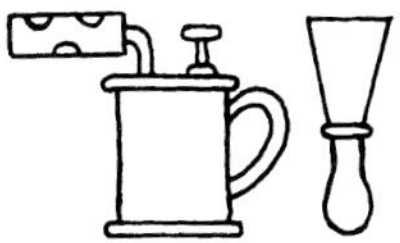
Lötlampe und Spachtel
(zum Entfernen von eingetrockneten Speiseresten von Teppichen und Möbeln)

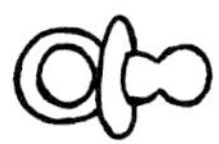
Lärmschutzzubehör
(Ruhigsteller)

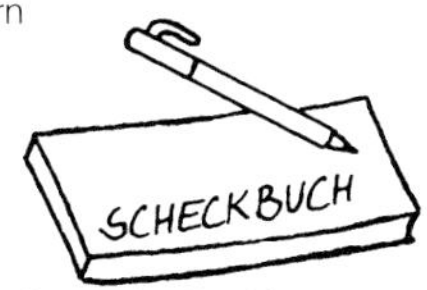

Gesundes Bankkonto

Waschempfehlungen:

Nur Handwäsche (max. 30 Grad)

Keine Maschinenwäsche

Keine chemische Reinigung

Kein Wäschetrockner

Nicht schleudern

Zum Trocknen flach hinlegen
(nicht nass aufhängen)

Nicht bügeln

Falsch

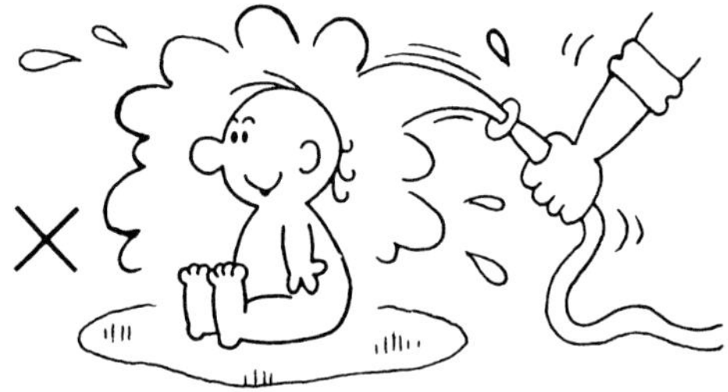

Falsch

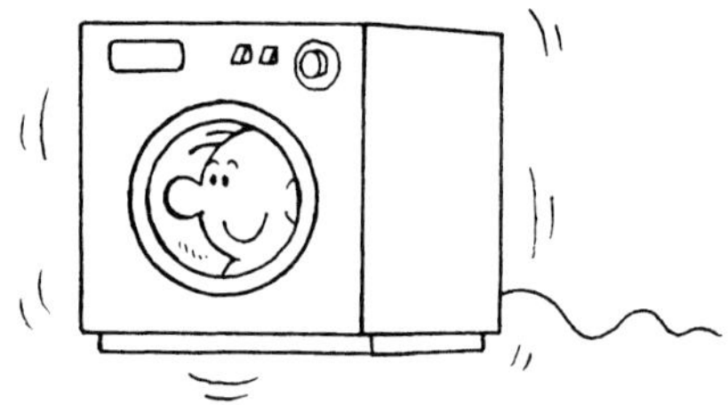

Richtig

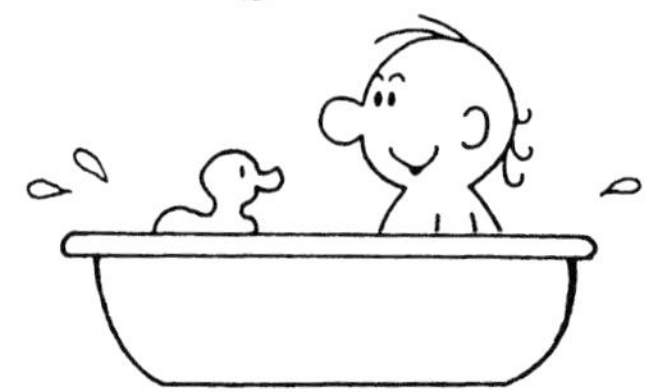

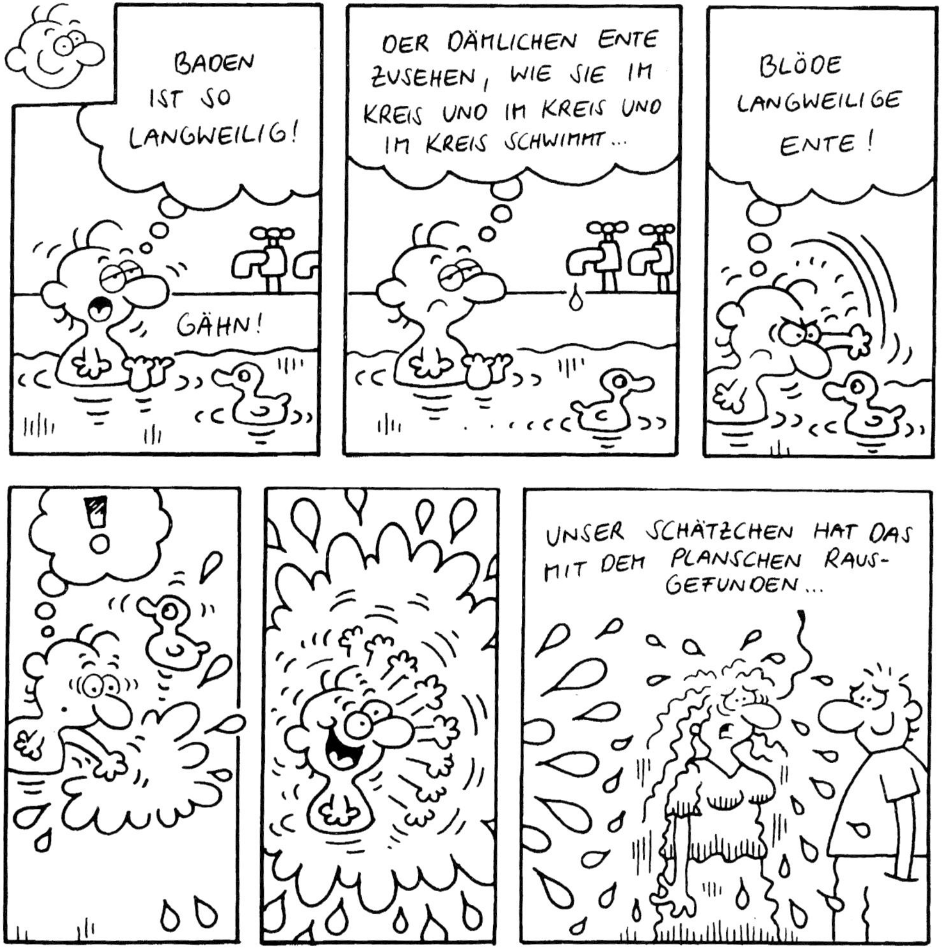
BADEN IST SO LANGWEILIG!
GÄHN!
DER DÄMLICHEN ENTE ZUSEHEN, WIE SIE IM KREIS UND IM KREIS UND IM KREIS SCHWIMMT...
BLÖDE LANGWEILIGE ENTE!
!
UNSER SCHÄTZCHEN HAT DAS MIT DEM PLANSCHEN RAUS-GEFUNDEN...

Wichtige Zonen, die besonderer Schmiermittel und Ölanwendung bedürfen

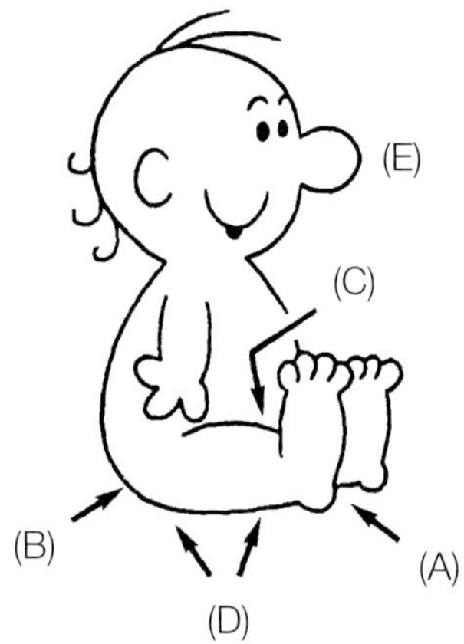

A) Nässende Tropfzonen
B) Stinkzonen
C) Faltige Zonen
D) Gerötete, fleckige Zonen
E) Sämtliche Zonen, die während des Services laute störende Geräusche absondern

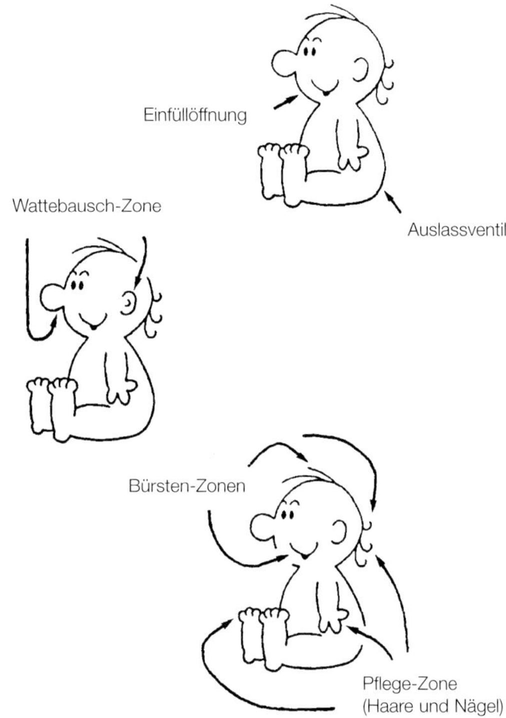

Do-it-yourself-Pflege-Hinweise

Alle 5 Minuten

* Überprüfen Sie, ob auch wirklich sämtliche Kuss-Punkte (siehe dazu S. 11) seit dem letzten 5-Minuten-Service mindestens einmal geküsst wurden.
* Überprüfen Sie den MÄDCHEN-Greifreflex, indem Sie mittels des Zeigefingers über den MÄDCHEN-Handteller streichen.
* Überprüfen Sie die Funktionsfähigkeit des Grins- und Kicher-Programms durch Manipulation der empfohlenen Kitzel-Punkte.

Alle 1 bis 2 Stunden

* Überprüfen Sie den Zustand der Auffangbehälter/ Reststoffeinheit und erneuern Sie je nach Bedarf.
* Überprüfen Sie dabei zugleich die übrigen potentiellen Auslauf- und Leckzonen (siehe S. 36).

Alle 2 bis 4 Stunden

* Überprüfen Sie den Tankinhalt und füllen Sie nach Bedarf nach. Vermeiden Sie, dass der Tank überläuft. Überfüllung des Nährstofftanks kann unangenehme Folgen haben, sobald MÄDCHEN in den Bäuerchen-Modus schaltet.

Alle 24 Stunden

* Reinigen Sie sämtliche Benutzeroberflächen und sichtbaren Bedienelemente (siehe dazu auch »Waschempfehlungen« auf S. 32 f.). Achten Sie dabei besonders auf die Wattebauschzonen (S. 34).
* Ölen und schmieren Sie alle dafür vorgesehenen Zonen (S. 34).
* Überprüfen und korrigieren Sie nötigenfalls Sitz und Halt der Frisur. (Sollte dies vorübergehend durch nicht vorhandenes Haar nicht möglich sein, wachsen und polieren Sie die Kopfhaut!)
* Schmieren Sie sich selbst mittels entsprechender Getränkezufuhr, um auch künftig die Funktionstüchtigkeit des MÄDCHEN-Eigners zu gewährleisten.

Alle 2 bis 4 Wochen

* Überprüfen Sie, ob endlich die ersten Zähne kommen (siehe dazu auch »Zahn-Probleme«, S. 22).
* Überprüfen Sie die Länge der Fuß- und Fingernägel; feilen Sie, sofern notwendig.
* Überprüfen Sie Ihren Überziehungskredit!

Überprüfen der Reststoffmenge im Auffangbehälter

Es ist unbedingt nötig, die Reststoffmenge im Auffangbehälter/Reststoffeinheit regelmäßig zu überprüfen und sie umgehend zu erneuern, sobald die Toleranzmenge überschritten ist.

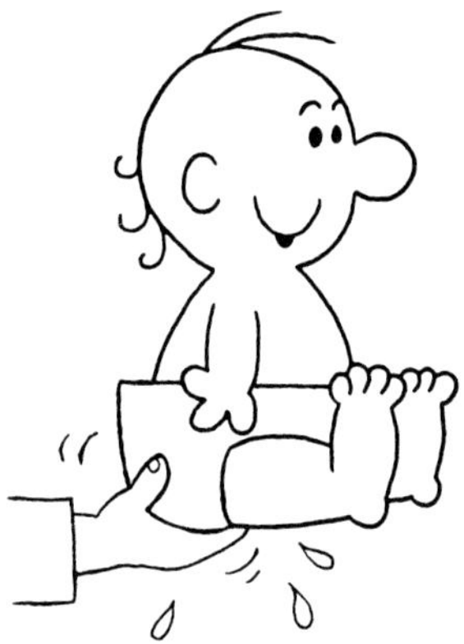

✓ Richtig

Quetsch-Test

Falsch ✗

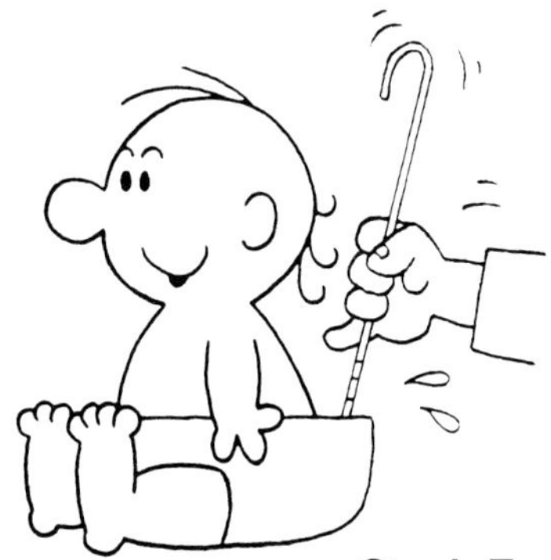

Stock-Test

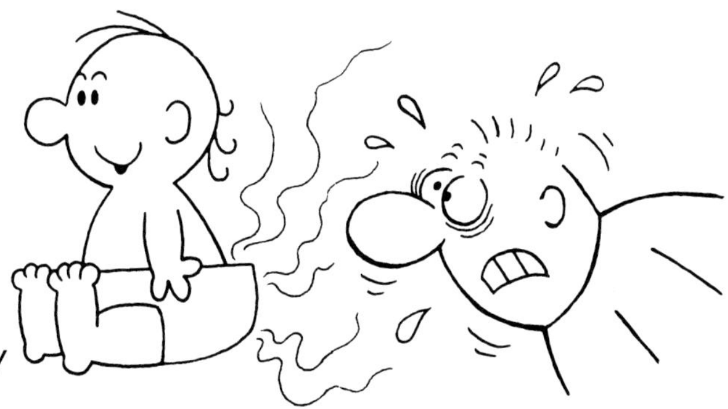

Richtig ✓

Originalersatzteile

Verwenden Sie zur Wartung und Pflege Ihres neuen MÄDCHENS ausschließlich erprobte Originalersatzteile. Der Gebrauch von unautorisierten Austauschteilen kann ernste Betriebsprobleme verursachen und/oder nachteilige Beurteilungen der Gesundheitsbehörden nach sich ziehen.

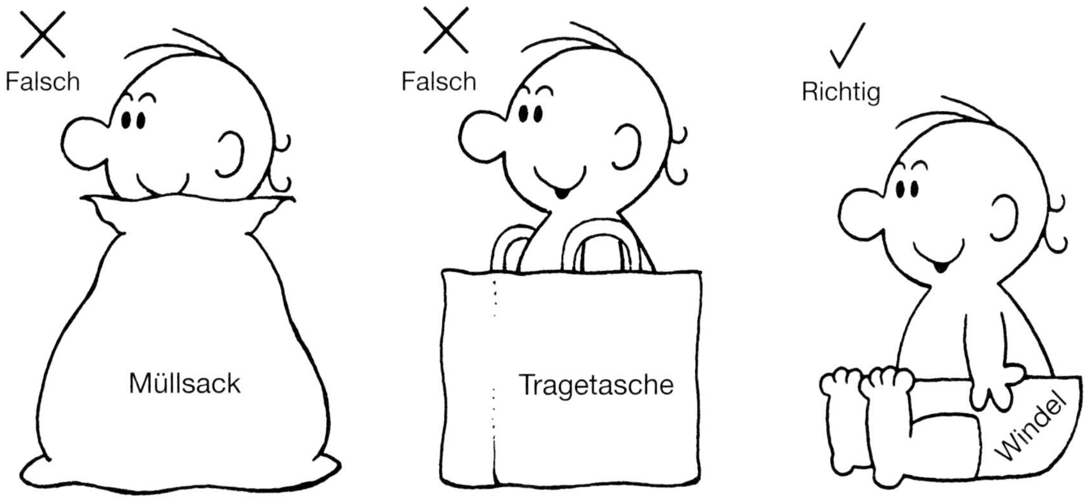

Versuchen Sie auf gar keinen Fall, durch nicht-standardisierte Ersatzteile an Kosten zu sparen!

Optionales Zusatzzubehör

Eine große Auswahl an zusätzlichem Zubehör steht zur Verfügung, um den Betrieb Ihres neuen MÄDCHENS zu erleichtern und zu verlängern. In allen Fällen ist es für den begeisterten Heimwerker ein Kinderspiel, diese optional erhältlichen Zusatzgeräte zu integrieren.

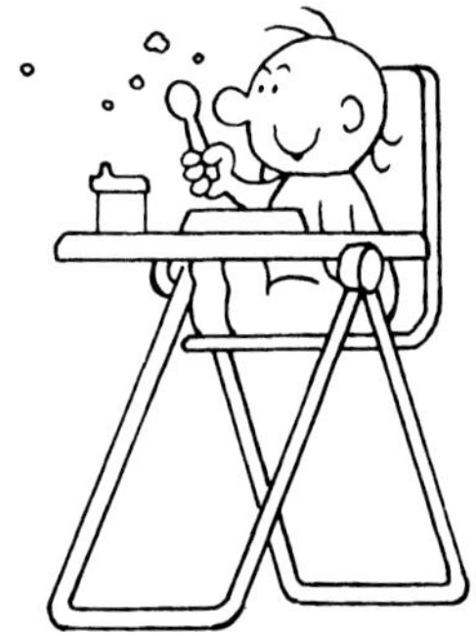

MÄDCHEN-Arbeitsplattform

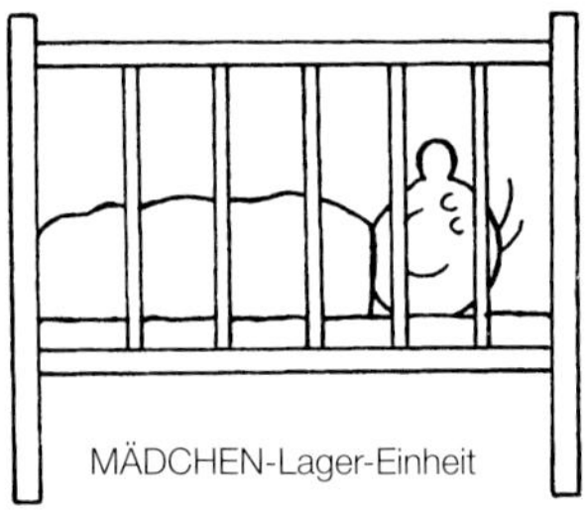

MÄDCHEN-Lager-Einheit

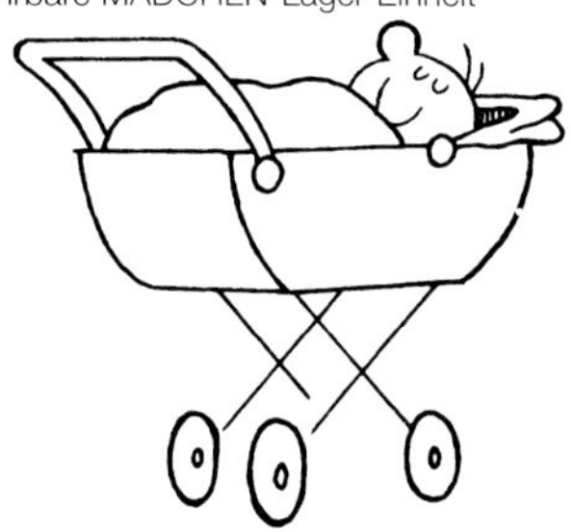

Fahrbare MÄDCHEN-Lager-Einheit

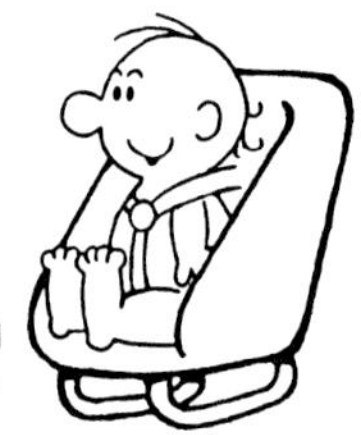

Auto-Kinder-Sitz-Einheit (verwandelt Ihr MÄDCHEN in ein Auto-Entertainment-System)

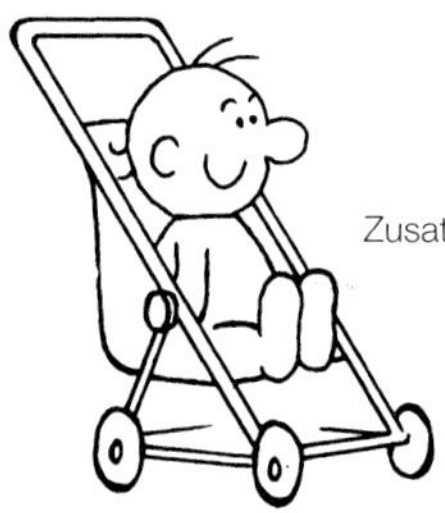

Zusatzräder für erhöhte Mobilität

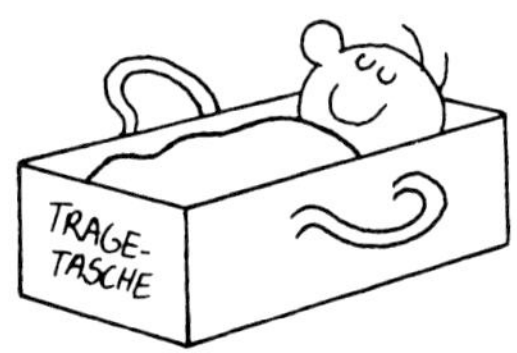

Tragegriffe

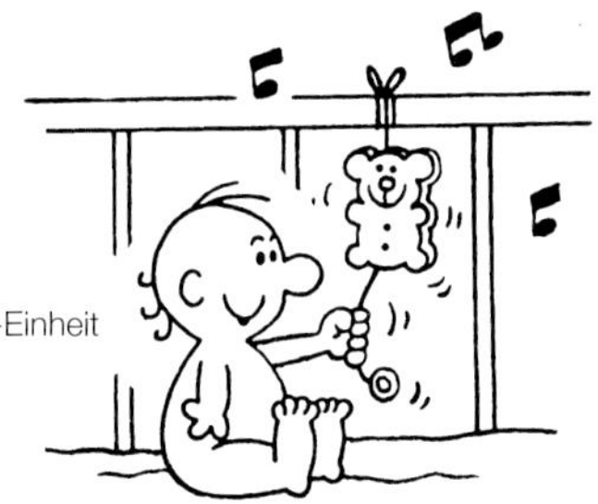

Audio-Einheit

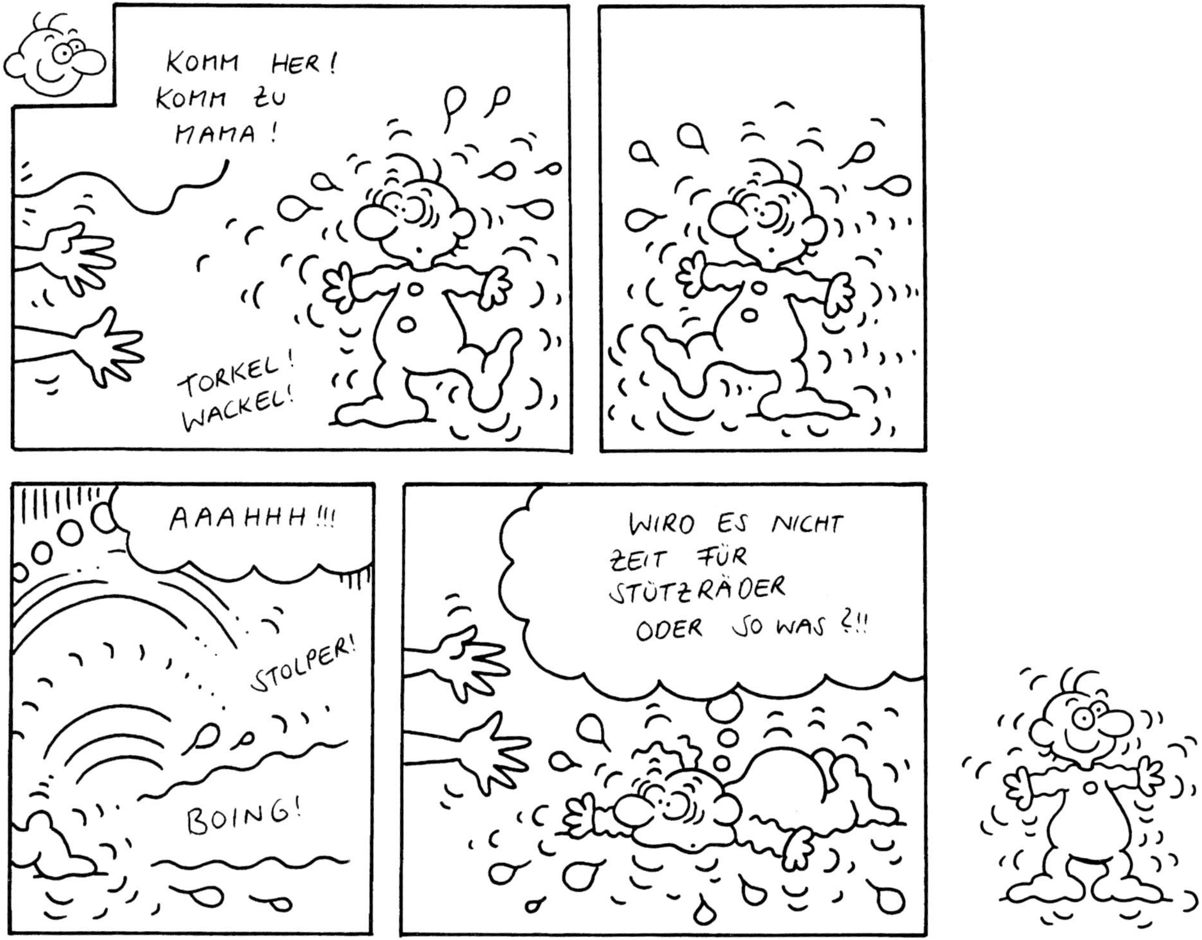
KOMM HER! KOMM ZU MAMA!
TORKEL! WACKEL!
AAAHHH!!!
STOLPER!
BOING!
WIRD ES NICHT ZEIT FÜR STÜTZRÄDER ODER SO WAS ?!!

Lautsprecher-Nebenanschluss

Ihr neues MÄDCHEN kann mit einem Lautsprecher-Nebenanschluss (Typ MÄDCHEN-Alarm) ausgestattet werden, um das Vergnügen an den außergewöhnlichen Raumklang-Fähigkeiten ihres MÄDCHENS noch zu steigern. Stellen Sie sich das Behagen vor, in jedem Raum Ihres Hauses den MÄDCHEN-Klang in Hi-Fi-Qualität empfangen zu können! Und stellen Sie sich die Begeisterung und die freudige Überraschung Ihrer Gäste vor, wenn Sie durch Verwendung eines eingebauten Kassettenrecorders jederzeit die Höhepunkte aus dem Repertoire Ihres MÄDCHENS zur allgemeinen Erbauung wiedergeben können!

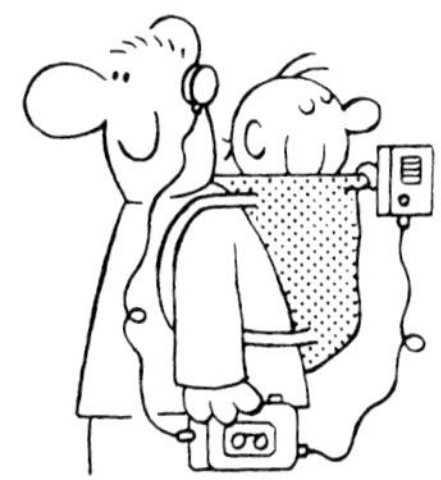

»Walkman« BABY-Alarm mit mobilen Zusatzlautsprechern

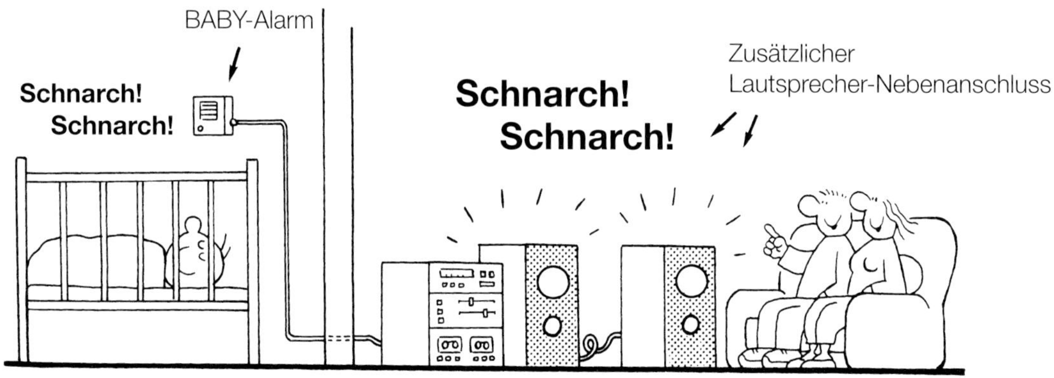

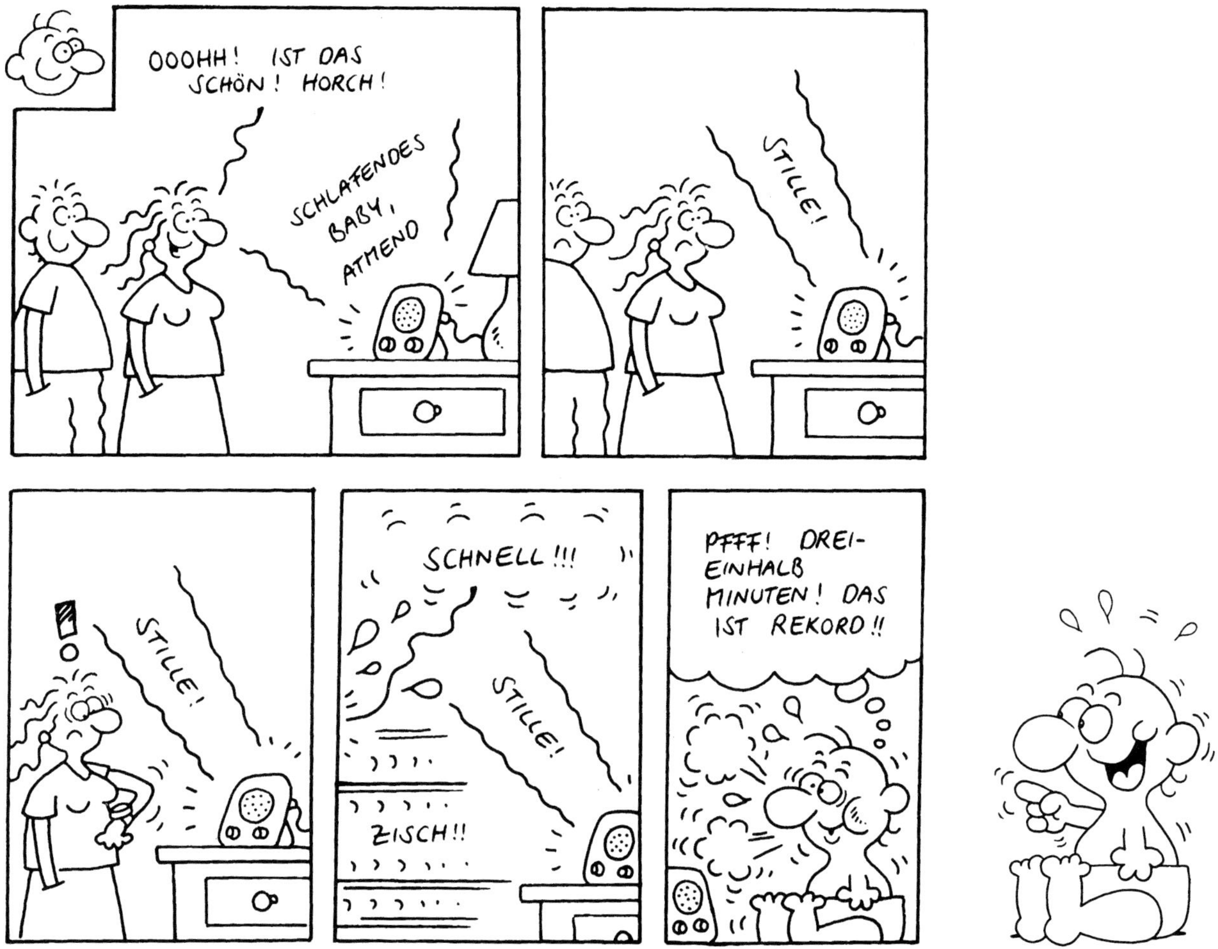
OOOHH! IST DAS SCHÖN! HORCH!
SCHLAFENDES BABY, ATMEND
STILLE!
STILLE!
SCHNELL!!!
STILLE!
ZISCH!!
PFFF! DREIEINHALB MINUTEN! DAS IST REKORD!!

Fehler im Orientierungssystem:

Infolge eines grundlegenden Konstruktionsfehlers ist das Orientierungssystem Ihres neuen MÄDCHENS besonders störungsanfällig. So kann es besonders im Eigenantriebs-Modus zu abrupten Störungen kommen, d.h. Ihr MÄDCHEN wird plötzlich grinsen, einen Haken schlagen und selbsttätig in die entgegengesetzte Richtung marschieren. Wir empfehlen Ihnen die folgenden Gegenmaßnahmen: 1) Schreien 2) Kreischen 3) Zupacken 4) Wegzerren.

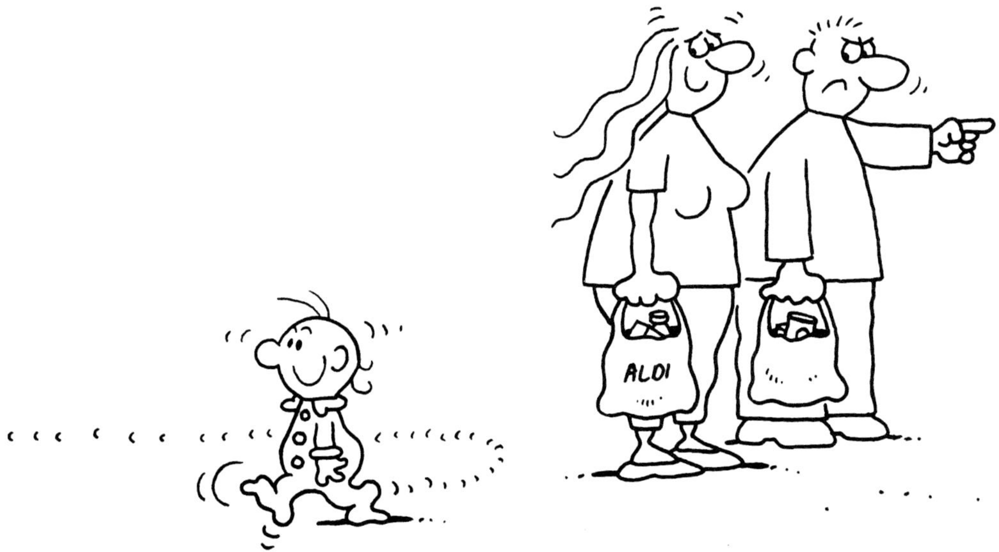

Sicherheits-Code

Als grundlegende Sicherheitsvorkehrung (für den Fall, dass Sie Ihr MÄDCHEN mal verlegen oder mit anderen ähnlichen Exemplaren verwechseln sollten) empfehlen wir dringend die Verwendung von persönlichen, leicht wiedererkennbaren Sicherheits-Identifikations-Code-Wörtern wie beispielsweise Michael, Frida usw. (Bitte beachten Sie: Auf keinen Fall können wir Ihnen Ihre Postleitzahl zur Verwendung als Sicherheits-Code empfehlen!)

Da das Eingravieren, Tätowieren oder Beschriften mit Text-Markern uns für Ihren JUNGEN als wenig sinnvoll und daher keineswegs empfehlenswert erscheint, tragen Sie bitte das von Ihnen gewählte Code-Wort
hier ein und schlagen Sie
im Bedarfsfall hier nach.

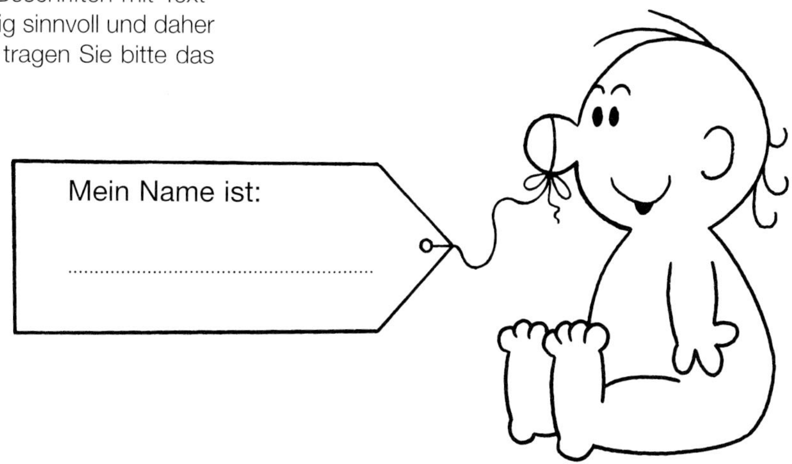

Technische Daten

Maximale Geschwindigkeit

Krabbel-Modus: 2 km/h
Laufstall-Modus: 2,5 km/h
Taumel-Modus: 3 km/h

Durchschnittlicher Milch-Verbrauch pro Tag

6 l – 24 l pro Tag, je nach Alter

Maximale Füllmenge

Treibstofftank: 2 l – 10 l, je nach Alter

Auffangbehälter/Reststoffeinheit: ca. 1 l

Empfohlene Schmierstoffe

Mehrbereichs BABY-Öl/BABY-Creme

Ausgangsleistung

Glucker-Modus: 3 Watt (max. 4 Decibel)
Kicher-Modus: 5 Watt (max. 7 Decibel)
Brüll-Modus: 60 Watt (300 Decibel)
Klirrgrad bei 60 Watt = 100 %
Dämpfungsfaktor = 0

Sonstige Angaben zu Ihrem MÄDCHEN

Tägliche Kleiderwechsel auf eigenen Wunsch im ersten Lebensjahr: 5
Schmuckstücke am Körper: 12
Auf Anhieb identifizierte Kosmetikmarken im ersten Lebensjahr: 40
Repertoire an zickigen Gesten und Grimassen: über 50
Lieblingskleidungsstücke: 111

Künstliche Zusatzstoffe

Ihr neues MÄDCHEN enthält keine künstlichen Zusatzstoffe (Geschmacksverstärker, künstliche Farbstoffe, Konservierungsmittel usw.). Wir empfehlen dringend, es dabei auch zu belassen.

Ich glaube,

Sie haben wirklich einen MÄDCHEN ...

UNSER HEUTIGER SCHÖNHEITS-TIP:
EINE GESICHTSMASKE AUS JOGHURT UND BANANE

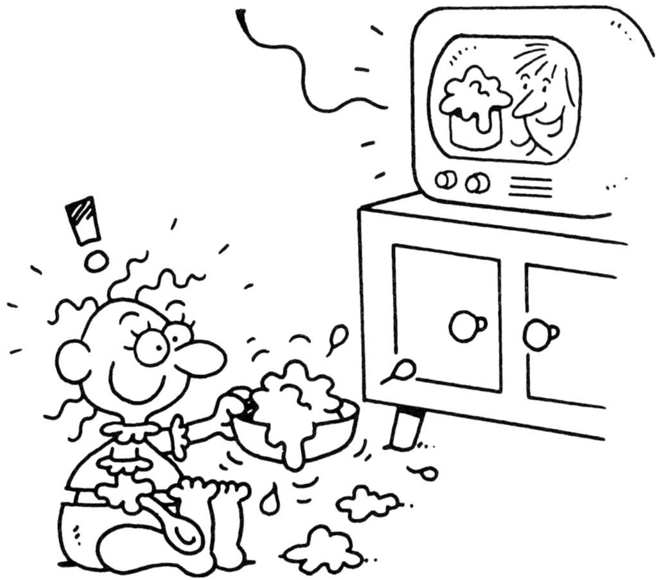

Ihr Baby hat immer Recht!

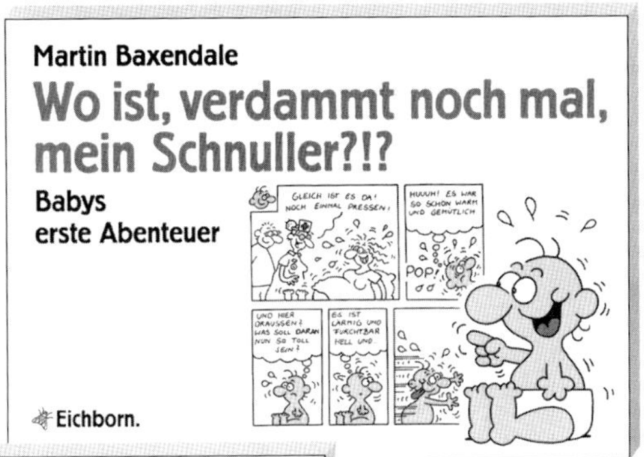

Wenn Sie schon immer wissen wollten, was unsere niedlichen kleinen Hosenscheißer über Geburt, Bäuerchen, Windeln, Mama und Papa wirklich denken – Martin Baxendale sagt es Ihnen!

Wo ist, verdammt noch mal,
mein Schnuller?!?
32 Seiten · broschiert
€ 5,95 (D) · sFr 9,90
ISBN 3-8218-3577-X

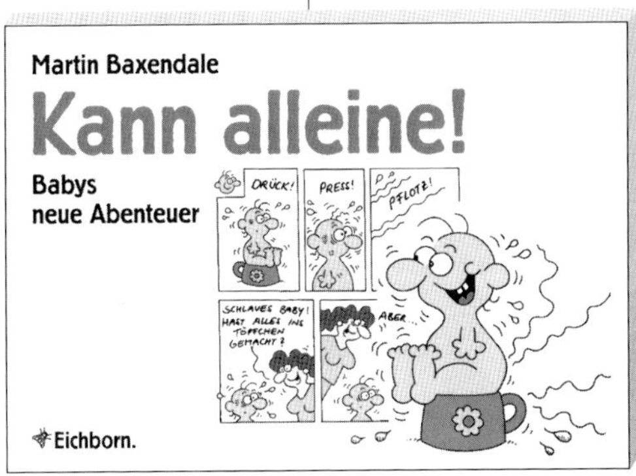

Ihr Baby wird größer und entdeckt die Welt. Genauer gesagt: Ihre neue Stereoanlage, die Vase auf dem Tisch, den Schwanz der Katze und die Treppe zum Garten. Ein lebensnaher Ratgeber für Eltern mit starken Nerven und noch besserer Versicherung.

Kann alleine!
32 Seiten · broschiert
€ 5,95 (D) · sFr 9,90
ISBN 3-8218-3578-8

Eichborn.
Kaiserstraße 66
60329 Frankfurt
Telefon: 069/25 60 03-0
Fax: 069/25 60 03-30
www.eichborn.de

Wir schicken Ihnen gern ein Verlagsverzeichnis.